In Bewegung bleiben trotz Arthrose

STYRIA
BUCHVERLAGE

Wien – Graz – Klagenfurt
© 2017 by Kneipp Verlag
in der Verlagsgruppe Styria GmbH & Co KG
Alle Rechte vorbehalten.
ISBN 978-3-7088-0723-2

Bücher des Kneipp Verlages gibt es
in jeder Buchhandlung und unter
www.kneippverlag.com

www.facebook.com/KneippVerlagWien

Fotos:
Shutterstock: 4,5,27 (unten), 49, 96, 111, 112
Fotolia: 8, 9, 10, 11 (rechts), 12, 14-15, 18, 20, 23, 25, 27 (oben), 28, 30, 31, 32, 33, 34,
35, 36 (links), 37 (oben), 38, 39 (oben), 40-41, 42, 43, 45 (unten), 46, 47, 48, 52-53, 54,
55, 56, 57, 61, 65, 66, 67, 69, 70, 74, 76, 77, 80, 81, 82, 84, 85 (unten), 89, 91, 92, 98,
102, 105, 113, 115, 120, 121, 122, 125, 127
iStock: Cover (nenadpitarevic), 26, 73, 75, 94-95, 101, 106, 107, 108, 117
dreamstime: 78 (unten)
Klaus Wanecek-OKAPI: 78 (oben)
Peter Krapf: 11 (links), 16, 18 (Röntgen), 24, 36 (rechts), 37 (Mitte, unten), 45 (oben), 51
(oben), 60, 85 (oben), 86, 88, 93
Radiologische Gemeinschaftspraxis, Fleischstraße, Trier: Seite 13 (unten), 24 (oben), 39 (unten)
zebris Medical GmbH: 51 (unten)
Tierfotografie Natascha Hoffmann: 79
Bauerfeind AG, Zeulenroda: 90
Daniel Krüger (JustIT): teilw. Bildbearbeitung, Skizzenvorschlag Seite 32
Von den Autoren beigestellt: Porträts U4

Cover: Florian Zwickl
Grafikdesign: Christine Dobretsberger, www.lineaart.at
Lektorat: Kneipp Verlag

Druck und Bindung: AduPrint
Printed in the EU
7 6 5 4 3 2 1

Dr. Peter Krapf & Frank Giarra

In Bewegung bleiben trotz Arthrose

Wieder ohne Schmerzen leben

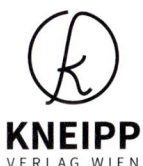

KNEIPP
VERLAG WIEN

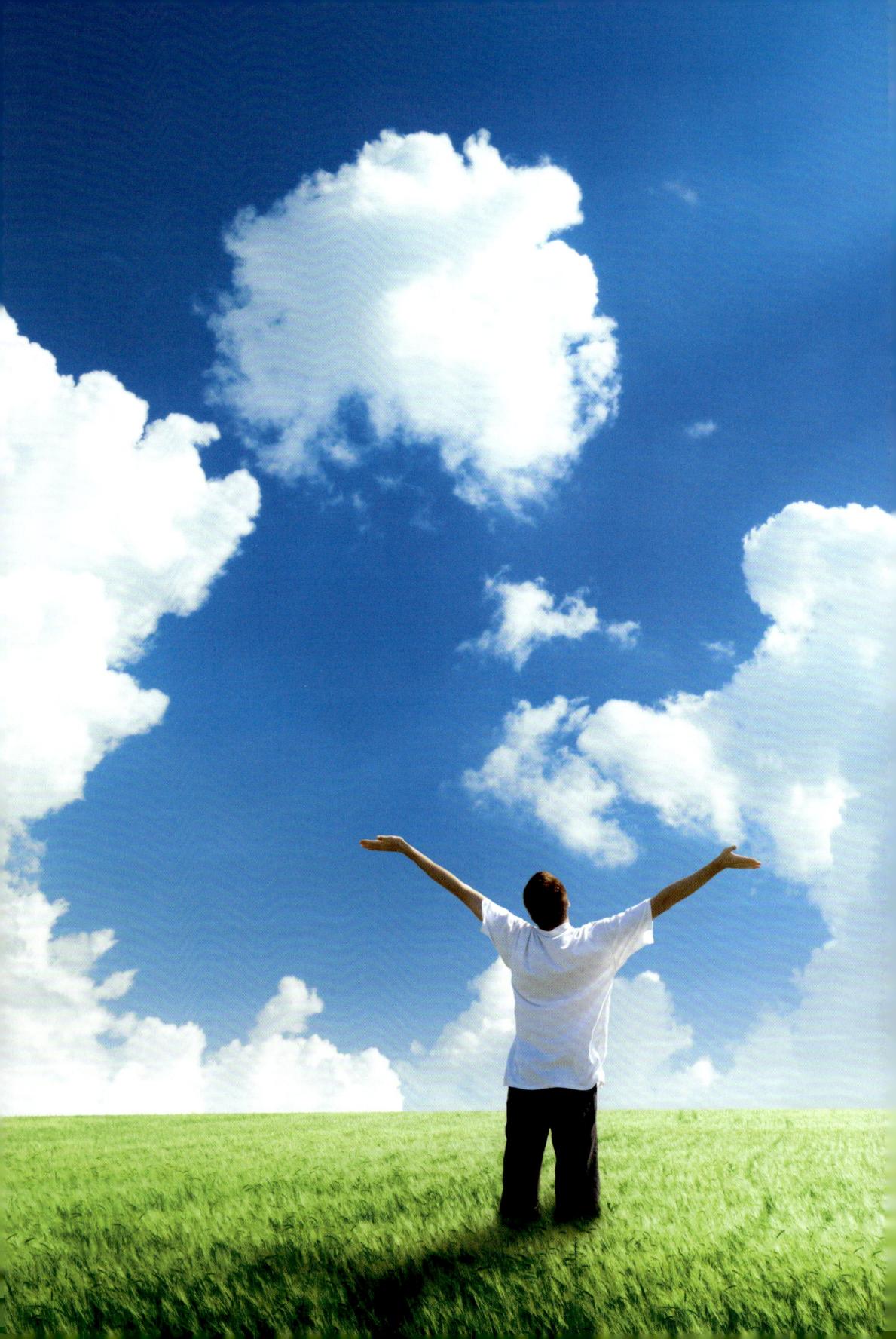

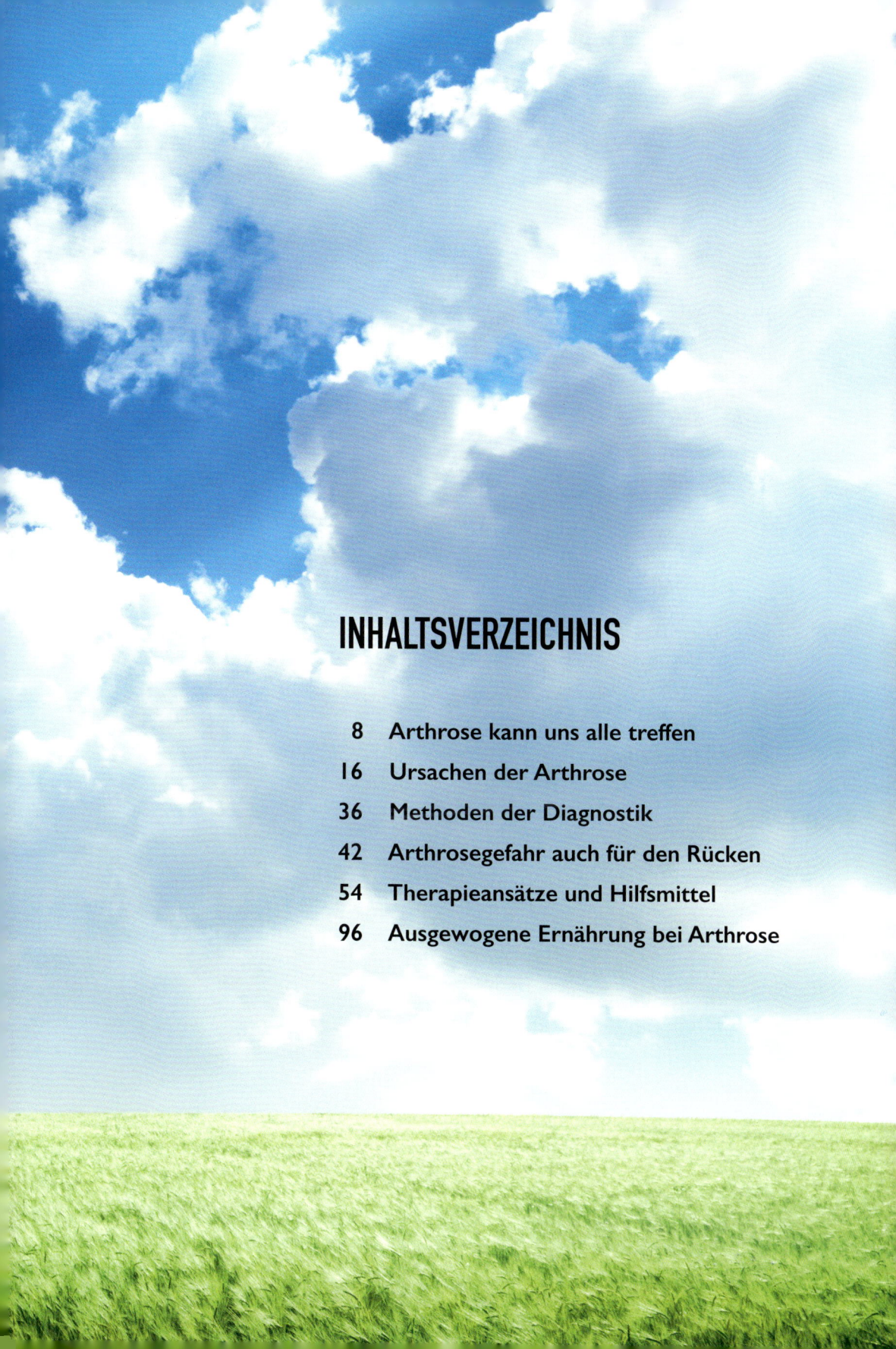

INHALTSVERZEICHNIS

Vorwort

Ich kenne die Blicke der Zuhörer bei meinen Gesundheitsvorträgen, von denen ich etwa 30 jährlich halte. Und erkläre dann: „Damit ich nicht missverstanden werde, ich habe die Bezeichnung Ernährungsmediziner nicht für mein Gewicht erhalten. Nein, für mein Gewicht bekam ich die Zertifizierung Schwerpunktpraxis Ernährungsmedizin."

Ja, ich bin übergewichtig, das ist das eine. Und ich leide an einer Arthrose, das ist das andere (wobei Letzteres durch Ersteres quasi „mitbedingt" ist). Ich bin also selbst ein Betroffener und kenne die Thematik quasi „aus mehreren Blickwinkeln": als Übergewichtiger und Arthrosepatient auf der einen Seite und als Facharzt für Orthopädie auf der anderen – eine bemerkenswerte Kombination, nicht wahr!

2009 hatte es mein Knie erwischt. Ich musste mit einer Gehstütze meine Arbeit verrichten. Ein Aushängeschild für meine orthopädische Praxis war ich nicht gerade: übergewichtig, das Knie – durch eine Arthrose gepeinigt – „nachschleifend" (und dann, nicht zu vergessen, das „Familienerbstück" Gicht, das mir immer wieder die eine oder andere Gelenkschwellung bescherte).

Doch dann begann ich auch in eigener Sache aktiv zu werden. Was meinen Patienten hilft, kann für mich nur gut sein, war mein Gedanke. Ich setzte auf Hyaluronsäure – und wirklich: Spritze für Spritze ging es mir besser. Zudem machte ich eine Kernspinresonanz-Therapie, bei mitunter auftretenden Reizzuständen verabreichte ich mir Omega-3-Fettsäuren und Enzyme. Mit großem Erfolg: Ich wurde beschwerdefrei.

Mittlerweile baue ich auch stark auf vorbeugende und unterstützende Maßnahmen: Zur Stabilisierung meiner Knochen trinke ich täglich zeitversetzt ein kalziumreiches sowie ein magnesiumreiches Mineralwasser mit einem hohen Bicarbonatgehalt. Als Fischallergiker nehme ich regelmäßig Vitamin-D-Präparate ein. Meine Rückenprobleme habe ich trotz des Übergewichtes durch gezieltes regelmäßiges Krafttraining im Griff. Während der Praxistätigkeit und in meiner Freizeit trage ich wirbelsäulenfreundliches Schuhwerk, ab und zu gönne ich mir auch eine Massage. Sie sehen – ich tue eine ganz Menge.

Weil ich weiß, dass es meist ein Bündel an Maßnahmen ist, das ans Ziel führt, biete ich im ersten bundesweit zertifizierten Arthrosezentrum DGFAM Deutschlands eine breitgefächerte Therapie an, unterstützt von fachkundigen Kollegen. Zu meinem Team gehören gemäß den Richtlinien der Deutschen Gesellschaft für Arthrosemanagement e.V. (DGFAM) qualifizierte Praxismitarbeiterinnen, ein Physiotherapeut und ein Orthopädietechniker-Meister, beide Arthrosetherapie-geschult.

Ich habe mir selbst geholfen und ich habe mir durch Menschen, die viel von der Sache verstehen, helfen lassen. Jetzt will ich Ihnen helfen – mit diesem Buch! Denn ich weiß aus eigener Erfahrung: Auch mit der Diagnose „Arthrose" gibt es Lebensqualität, die Krankheit kann beschwerdearm oder gar beschwerdefrei verlaufen.

Ich hoffe, Sie haben nach dem Lesen dieses Buches auch für sich Antworten auf die vielen Fragen, die sich Arthrose-geplagte Menschen stellen und die ich in meiner Praxis häufig höre, und wünsche Ihnen alles Gute!

Ihr **Peter Krapf**

P. S.: An dieser Stelle möchte ich meinem Co-Autor Frank Giarra, der mir bereits bei meinem ersten Buch tatkräftig zur Seite stand, ganz herzlich danken: Ohne ihn wäre auch dieses Buch nicht erschienen.

Arthrose kann uns alle treffen

Mein beruflicher Werdegang als Facharzt für Orthopädie ist geprägt durch Prof. Dr. med. Heinrich Hess. Er war mehr als 20 Jahre lang Arzt der deutschen Fußballnationalmannschaft. Viele seiner sportlich ambitionierten Patienten mussten sich an strengen Dopingrichtlinien orientieren, und so lernte ich frühzeitig, geschädigte Gelenke noch junger, sportlich aktiver Menschen mit homöopathischen, naturheilkundlichen Methoden zu behandeln.

Als ich 1992 meine orthopädische Praxis eröffnete, hatte ich von Anfang an zahlreiche Sportler in Behandlung. Schnell wurde ich Mannschaftsarzt in der 2. deutschen Fußball- sowie in der 1. Handball-Bundesliga. Für einen Orthopäden hatte ich eine sehr junge Patientenklientel.

„Was hat das alles mit diesem Buch zu tun?", werden Sie sich jetzt fragen.

Ganz einfach – ich will damit sagen, dass Arthrose nicht nur eine Frage des Alters ist: Jeder vierte Erwachsene leidet unter dieser Gelenkerkrankung, jeder Zwanzigste unter 30 Jahren ist bereits betroffen.

Es ist eine besondere Herausforderung, gerade junge, von Arthrose geplagte Menschen zu behandeln: Ziel muss es sein, das körpereigene Gelenk möglichst lange zu erhalten. Eine Prothese sollte die „letzte Wahl" sein – auch ihre Haltbarkeit ist begrenzt, und man kann sie nicht nach Belieben immer wieder austauschen. Wer heute Mitte zwanzig ist und eine Prothese trägt, kann nicht erwarten, dass sie bis zum Lebensende hält.

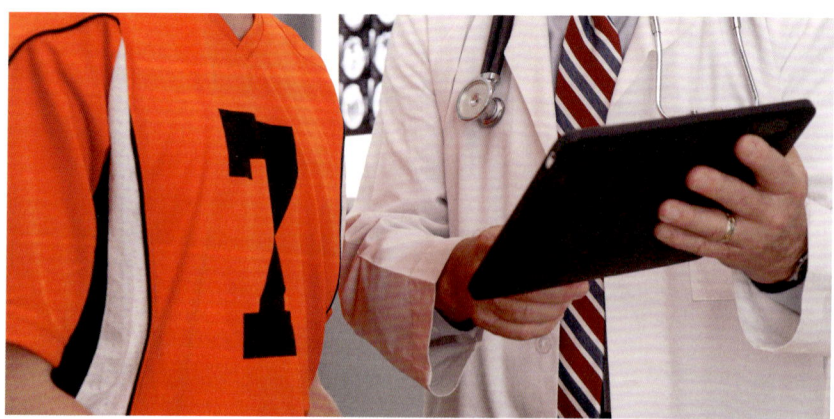

Von einer Arthrose Betroffene leiden häufig unter Schmerzen, die im Krankheitsverlauf meist weiter zunehmen. Eine Arthrose spielt auch deswegen für meine junge Patientenklientel keineswegs eine untergeordnete Rolle – im Gegenteil. Wegen der Nebenwirkungen können Schmerzmittel keine Dauerlösung sein, und wer greift bei Schmerzen nicht auf Schmerzmittel zurück? Es ist also ungleich schwieriger, einen Unter-30-Jährigen mit Arthrose dauerhaft zu behandeln, als einen Über-70-Jährigen. Sanftere, den Körper über Jahre weniger belastende Behandlungen sollten hier vermehrt Anwendung finden (dieses Buch zeigt unter anderem auf, welche Möglichkeiten es gibt).

Nichtsdestotrotz: Auch wenn selbst jüngere Menschen unter einer Arthrose leiden können, der zu dieser Erkrankung führende Gelenkverschleiß nimmt zu, je älter man wird – ganz einfach, weil die Belastungsdauer unserer Gelenke zunimmt. 75 Prozent der Über-50-Jährigen sind bereits von einer Arthrose betroffen. Der Altersschnitt in unserer Gesellschaft verschiebt sich zunehmend nach oben, was auch bedeutet, dass für immer mehr Menschen das Thema Arthrose akut wird. Länger zu leben, heißt nicht automatisch, dass man auch länger fit bleibt.

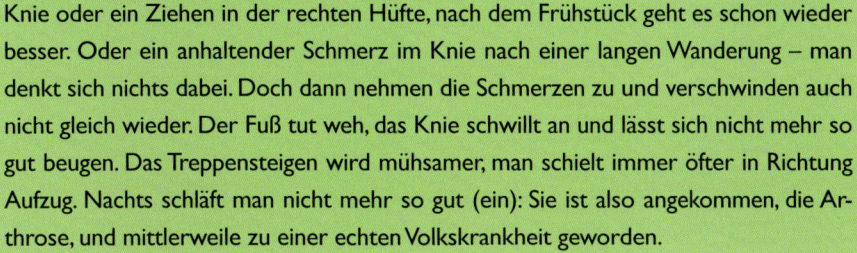

Fit und gesund den Lebensabend genießen, wer will das nicht? Endlich das tun, was man schon immer machen wollte, wofür man aber nie die Zeit fand: lange Wanderungen, Fahrradtouren, Golf … Das sind unsere Wunschgedanken. Wäre da nicht die Arthrose! Oft beginnt sie schleichend, fast unbemerkt pirscht sie sich an – nach dem Aufstehen ein leichtes Zwicken im linken Knie oder ein Ziehen in der rechten Hüfte, nach dem Frühstück geht es schon wieder besser. Oder ein anhaltender Schmerz im Knie nach einer langen Wanderung – man denkt sich nichts dabei. Doch dann nehmen die Schmerzen zu und verschwinden auch nicht gleich wieder. Der Fuß tut weh, das Knie schwillt an und lässt sich nicht mehr so gut beugen. Das Treppensteigen wird mühsamer, man schielt immer öfter in Richtung Aufzug. Nachts schläft man nicht mehr so gut (ein): Sie ist also angekommen, die Arthrose, und mittlerweile zu einer echten Volkskrankheit geworden.

Zusammengefasst kann man sagen: Eine Arthrose kann Menschen in jedem Lebensalter treffen, je älter man wird, desto wahrscheinlicher ist es allerdings, dass man darunter leidet.

KNIE VOR HÜFTE, GEFOLGT VON DER WIRBELSÄULE

Am häufigsten von einer Arthrose betroffen ist das Knie, gefolgt von den Hüftgelenken, dicht dahinter die Wirbelsäule (prinzipiell kann eine Arthrose aber in jedem Gelenk auftreten). Hüft- und kniegelenkersetzende operative Eingriffe werden immer häufiger durchgeführt. Wie aber kann man einen operativen Eingriff vermeiden oder zumindest hinauszögern? Antwort auf diese Frage zu finden, ist die Intention dieses Buches.

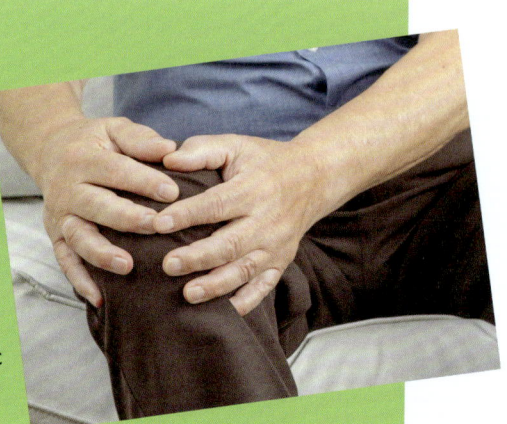

Bewegung nur durch Gelenke möglich

Wir machen täglich tausende Bewegungen, ohne dass wir uns dessen überhaupt bewusst sind. Bewegung ohne Gelenke ist nicht denkbar: Ohne Hüft- und Kniegelenke könnten wir uns nicht von der Stelle rühren. Ohne Schultergelenke könnten wir keine Wäsche aufhängen, uns nicht die Haare kämmen. Ohne Fingergelenke könnten wir kein Messer und keine Gabel nutzen …

Gelenke sind die beweglichen Verbindungsstellen an den Knochenenden. Sie sind von einem wenige Millimeter dicken Knorpel „überzogen". Über die Gelenkfunktion hinaus dämpft der Knorpel aber auch harte, plötzlich einwirkende Kräfte – er besitzt eine Art Stoßdämpferwirkung. Aktiv gesichert werden Gelenke durch die Muskulatur, passiv erfolgt dies durch die Gelenkkapsel, insbesondere durch die derbe äußere Schicht. Die innere Gelenkschleimhaut produziert die Gelenkflüssigkeit, die eine fast reibungslos ablaufende Beweglichkeit ermöglicht.

Bei anhaltender Überbelastung wird die Knorpelschicht immer dünner, bis schließlich der Knochen freiliegt.

Eine Arthrose ist deshalb stets ein Knorpelschaden mit Knochenveränderungen oder, anders gesagt, ein Gelenkverschleiß, der durch einen geschädigten Gelenkknorpel mit Knochenbeteiligung verursacht wird.

Unser natürlicher Stoßdämpfer „verschwindet"

Der im Röntgenbild erkennbare verminderte Gelenkspalt ist ein indirekter Hinweis auf den eingetretenen Knorpelverlust. Der Gelenkspalt ist umso größer, je mehr Knorpelmasse noch vorhanden ist. Das erklärt sich daraus, dass der Knorpel strahlendurchlässig ist und sich aufgrund seines hohen Wassergehaltes im Röntgenbild nicht darstellt.

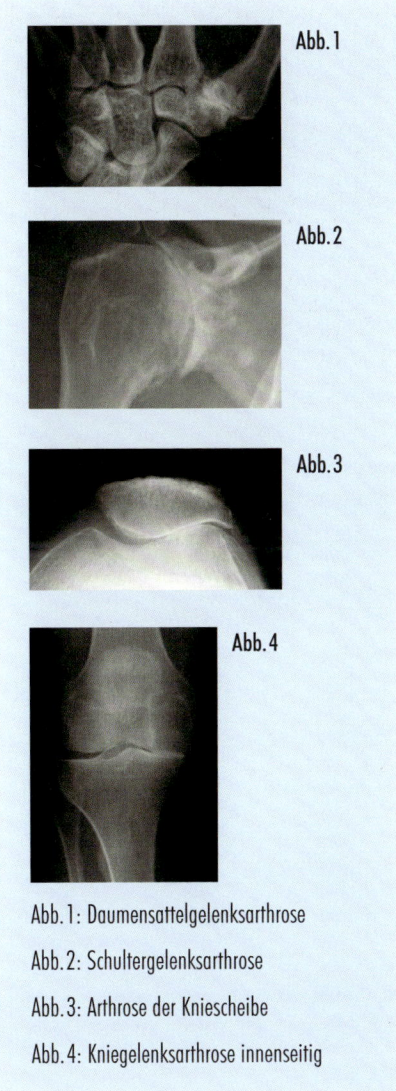

Abb. 1

Abb. 2

Abb. 3

Abb. 4

Wenn der Knorpel so weit geschädigt ist, dass die Knochenoberfläche freiliegt, treten Schmerzen auf. Grund dafür ist, dass sich im Knorpel selbst keine Schmerzfühler finden, allerdings am angrenzenden Knochen und an der Knochenhaut.

Abb. 1: Daumensattelgelenksarthrose

Abb. 2: Schultergelenksarthrose

Abb. 3: Arthrose der Kniescheibe

Abb. 4: Kniegelenksarthrose innenseitig

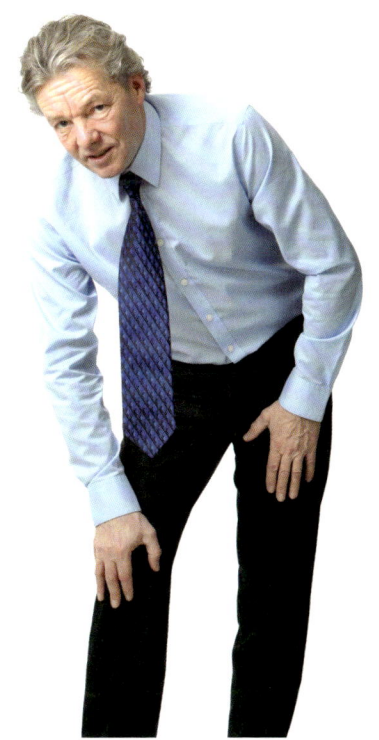

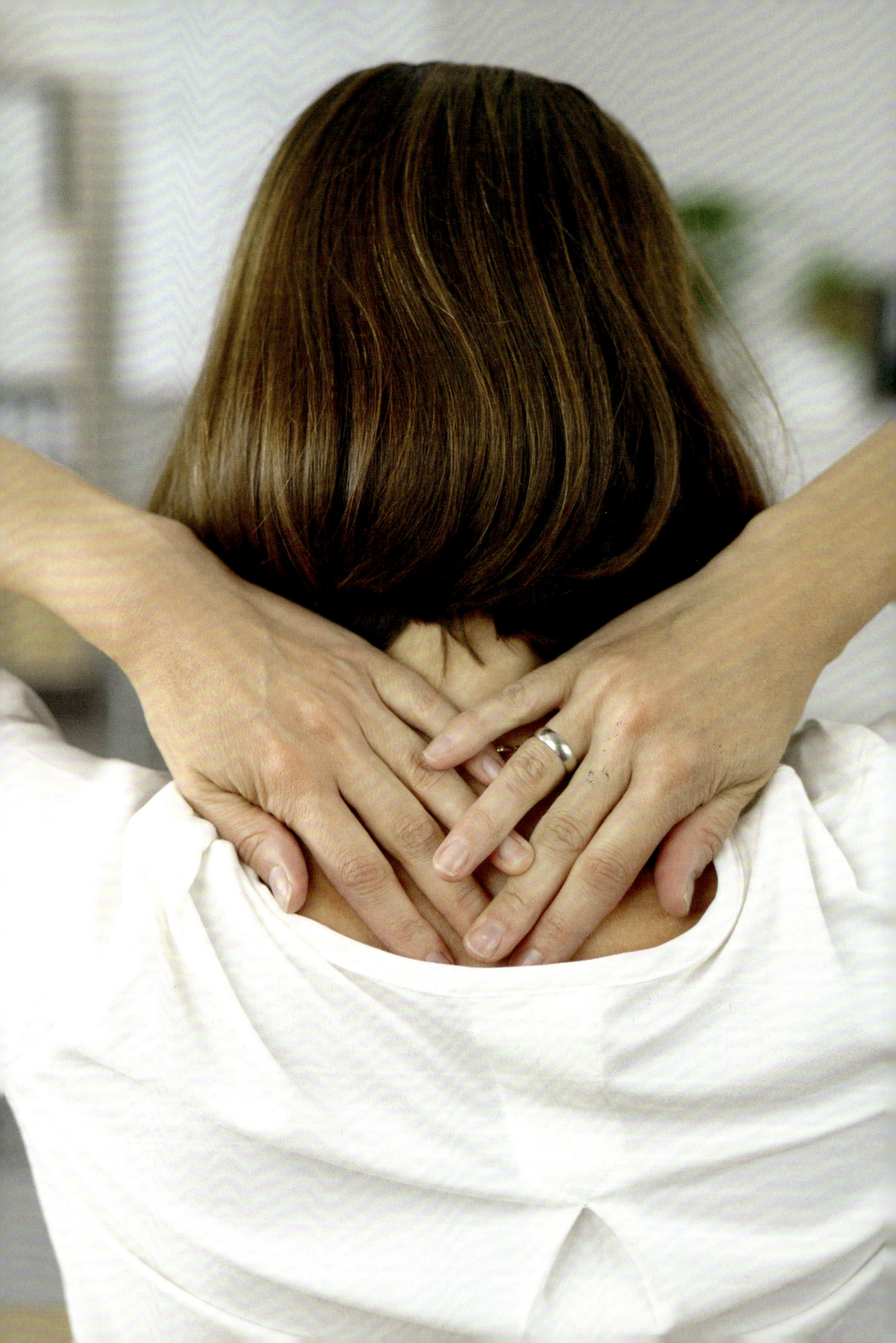

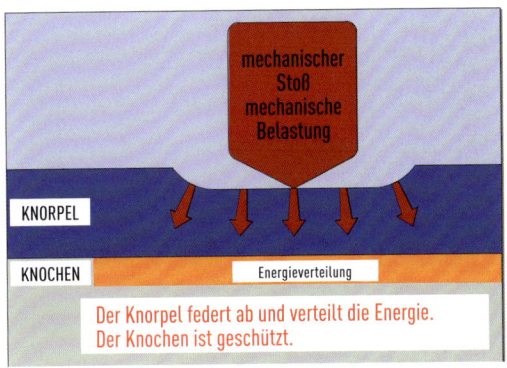

KNORPEL

KNOCHEN | Energieverteilung

Der Knorpel federt ab und verteilt die Energie.
Der Knochen ist geschützt.

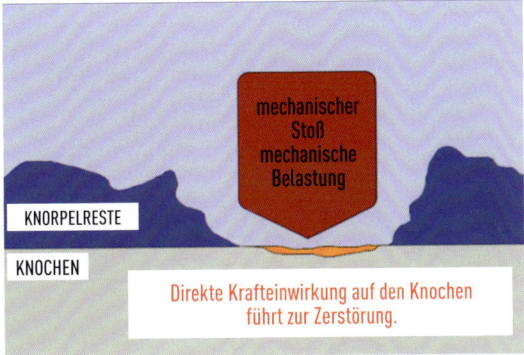

KNORPELRESTE

KNOCHEN

Direkte Krafteinwirkung auf den Knochen
führt zur Zerstörung.

Bei einer Arthrose besteht nicht immer ein Zusammenhang zwischen der im Röntgenbild erkennbaren Verschmälerung des Gelenkspaltes und den empfundenen Schmerzen. Ausgeprägte radiologisch erkennbare Veränderungen müssen nicht unbedingt heftige Beschwerden verursachen, umgekehrt können schon geringe Veränderungen manche Menschen massiv in ihrer Lebensführung beeinträchtigen.

Subchondrale Sklerosierung und Knochenmarködem

Eine Ursache für den Schmerz ist in den Knochenveränderungen unter dem überstrapazierten Knorpel zu finden. Es kommt dann in diesem Bereich zu Verdichtungen des Knochens, die im Röntgenbild sichtbar sind. Man spricht von einer subchondralen Sklerosierung. Zudem bilden sich an den Rändern des überbeanspruchten Knorpels zusätzliche Verknöcherungen. Diese oft bizarren Knochenvorsprünge nennt man Osteophythen.

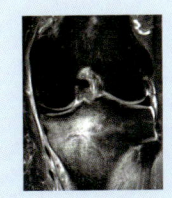
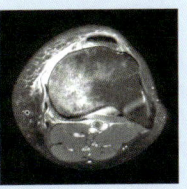

Als eine weitere Ursache wird der erhöhte Druck im überbeanspruchten Knochen gesehen. Hier spricht man von einem Knochenmarködem (KMÖ). Das KMÖ geht mit akuten Schmerzen im betroffenen Areal einher. Der erhöhte Druck hat Auswirkungen auf die kleinen, diesen Bereich nährenden Blutgefäße und die mit der Wahrnehmung von Reizen beauftragten sensorischen Nervenbahnen – und somit auf unser Schmerzempfinden.

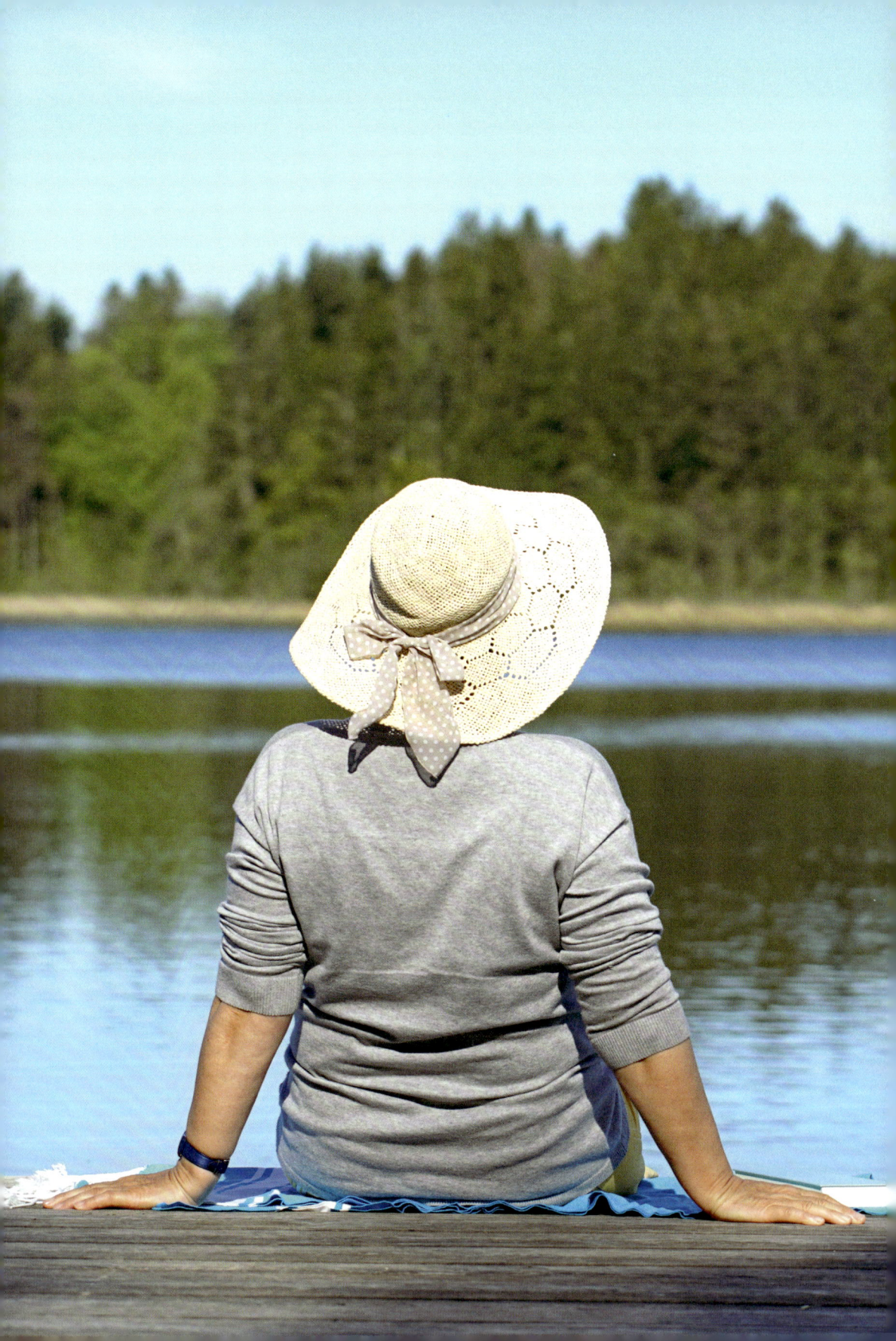

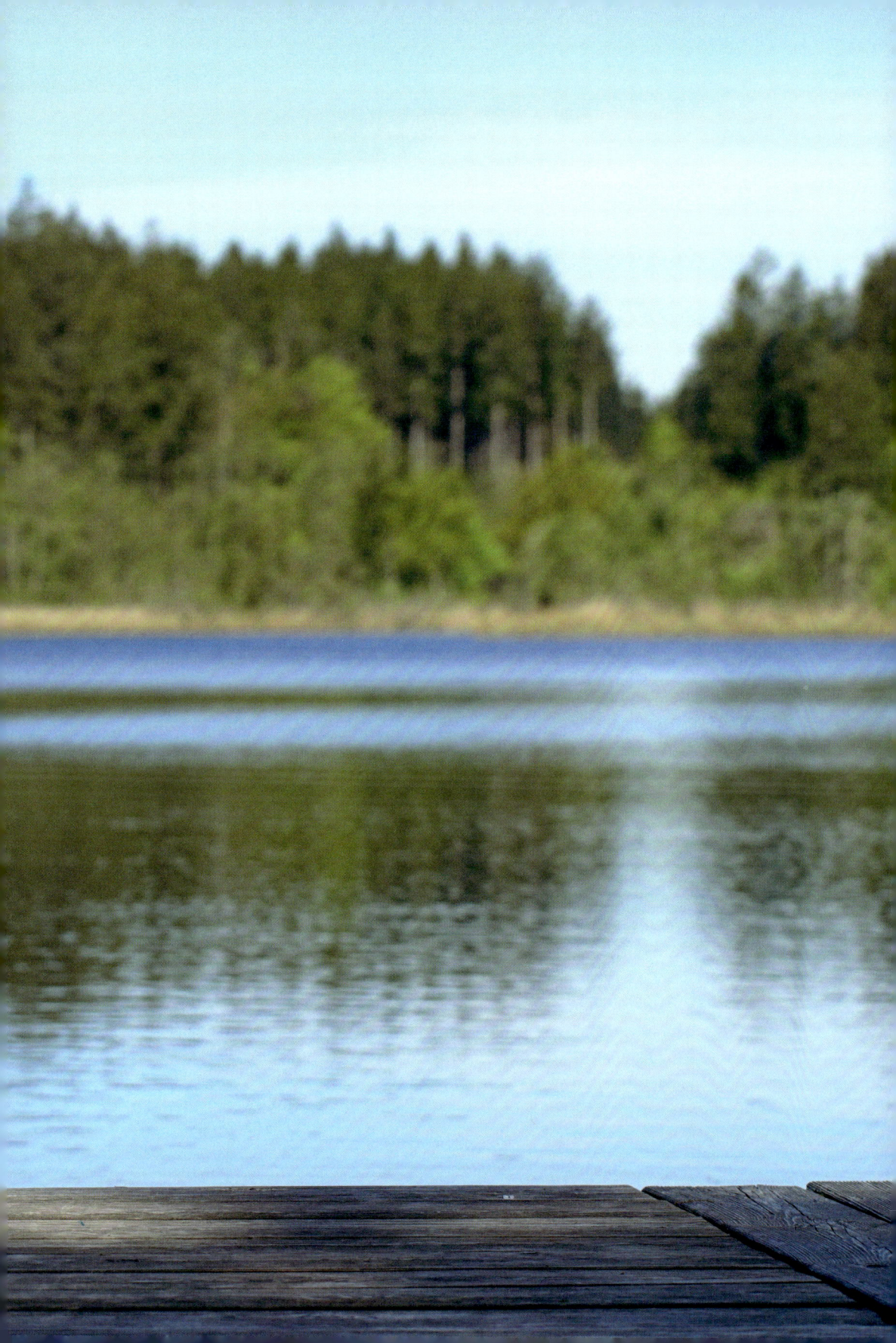

Ursachen der Arthrose

Auslöser Übergewicht, Verletzung, Gelenkfehlstellung

Die Ursachen einer Arthrose sind vielfältig. Ein Risikofaktor heißt – durch das Übermaß an Belastung – Übergewicht. Wir werden nicht nur immer älter, sondern auch immer schwerer. Die zunehmende Last muss von unseren Knorpeln bzw. Knochen abgefangen werden. Je höher das Gewicht, desto größer ist der Druck auf diese. Bei Bewegung ist die abzufedernde Last dann noch um ein Vielfaches größer – die Gelenke verschleißen früher.

Auch zu viel Leistungssport sowie – zum Beispiel berufliche – körperliche Überbelastung können zu Gelenkschäden führen.

Nicht zu unterschätzen sind die Spätfolgen von (Sport-)Unfällen. Gefahr droht insbesondere dann, wenn die Gelenkflächen mitbetroffen sind. Ein blutiger Erguss deutet auf Unfallfolgen hin. Eine Punktion des Gelenkes unter sterilen Bedingungen bringt hier Klarheit.

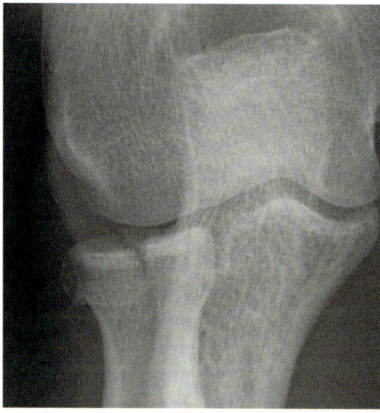

Knochenbruch Radiusköpfchen
des Ellenbogengelenkes

Bei einer vorderen oder seltener auftretenden hinteren Kreuzbandverletzung am Kniegelenk etwa besteht die Gefahr, dass es zu einer Gelenkinstabilität und daraus resultierend zu gehäuftem Wegknicken kommt, was sekundäre Knorpelschäden verursacht. Nach einer Meniskusoperation fehlt der natürliche Puffer des Kniegelenkes, auch hier muss mit Spätschäden gerechnet werden.

GESUNDES GELENK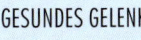

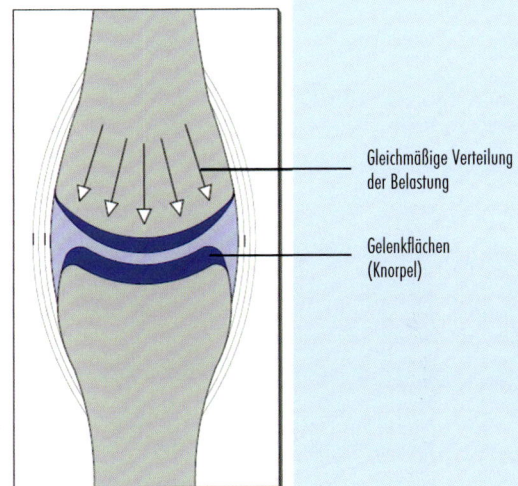

Gleichmäßige Verteilung
der Belastung

Gelenkflächen
(Knorpel)

ZUNEHMENDE KNORPELSCHÄDEN

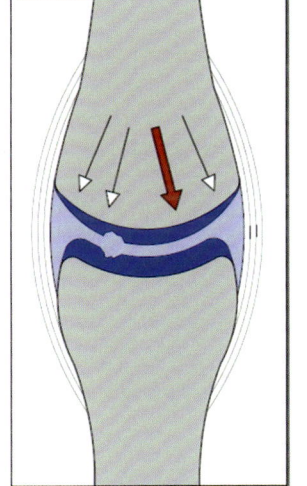 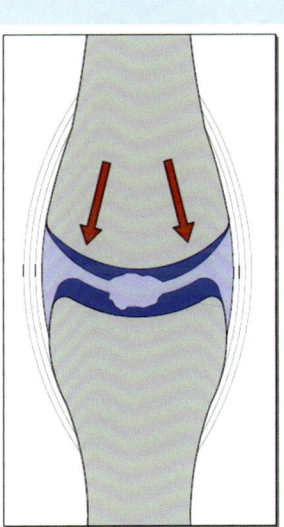

Ebenso können Achsenfehlstellungen wie X- oder O-Beine oder Stoffwechselerkrankungen (zum Beispiel Gicht, Diabetes) Knorpel- und Knochenschäden verursachen.

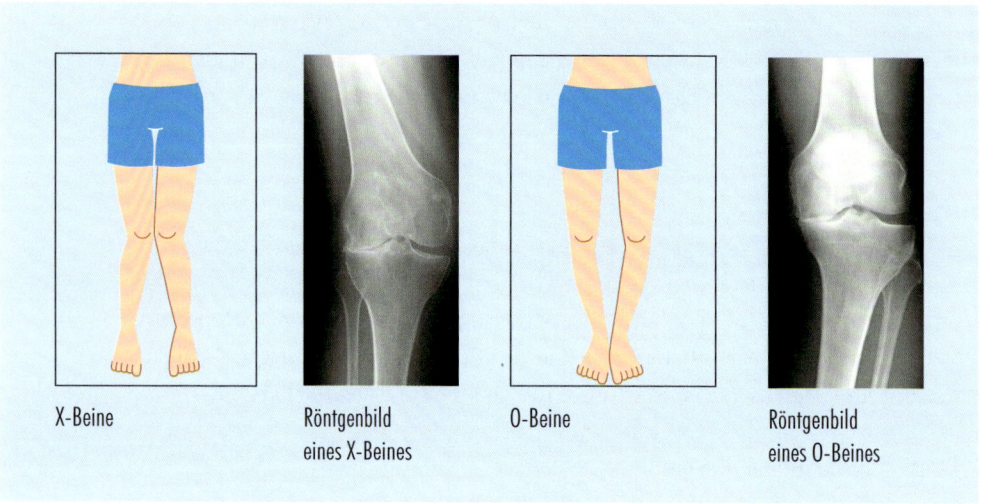

X-Beine   Röntgenbild eines X-Beines   O-Beine   Röntgenbild eines O-Beines

Arthritis kann zu Arthrose führen

Oh je, dickes Knie

Bei einem geschwollenen Gelenk muss man zuerst die Frage nach dem Warum stellen. Möglich ist, dass die Schwellung durch einen Gelenkverschleiß verursacht ist, der zur Reizung der Gelenkinnenhaut mit nachfolgender vermehrter Produktion von Gelenkflüssigkeit führt. Zugrunde liegen kann aber auch ein direkter, das Gelenk schädigender entzündlicher Prozess.

Die Entzündung eines Gelenkes bezeichnet man als Arthritis, tritt sie plötzlich auf, spricht man von einer akuten Arthritis. Die Erkrankung ist gefürchtet, da sie den Gelenkknorpel zunehmend schädigt und nicht selten frühzeitig in eine Arthrose mündet.

Typische Zeichen sind neben den Schmerzen eine Schwellung, Rötung und Überwärmung des Gelenkes. Auf Dauer kann das Gelenk zerstört werden.

➥ Septische Arthritis

Ursächlich für eine septische Arthritis sind Bakterien, die in das Gelenk eintreten. Dieses zeigt sich dann meist geschwollen, gerötet, druckschmerzhaft und in seiner Bewegung eingeschränkt. Typisch ist auch ein Anstieg der Köpertemperatur. Die Entzündungswerte im Blut sind erhöht. Gefürchtet ist die septische Arthritis, weil sie ein Gelenk innerhalb kurzer Zeit zerstören kann. Eine schnelle Abklärung und Therapieeinleitung (Gelenkspülung, Antibiotika) sind also nötig.

➥ Reaktive Arthritis

Eine andere Form der Gelenkentzündung ist die reaktive Arthritis – hier finden sich keine Bakterien im betroffenen Gelenk. Der Infektionsherd liegt gelenkfern, beispielsweise im Bereich der Harn- oder Atemwege. Mitunter kann er auch unentdeckt bleiben. Die reaktive Arthritis heilt in der Regel innerhalb weniger Wochen oder Monate folgenlos aus, eine Arthrose ist daher eher nicht zu befürchten.

➥ Andere Ursachen der Arthritis

Entzündliche Gelenkerkrankungen können unter anderem auch durch Rheuma, Gicht, im Rahmen entzündlicher Darmerkrankungen (zum Beispiel Morbus Crohn, Colitis ulcerosa), durch Morbus Bechterew oder eine Borreliose etc. hervorgerufen werden – hier bedarf es einer spezifischen Abklärung.

Arthrose durch Bewegungsmangel

Futter für die Gelenke

Der Knorpel besitzt weder Nervenzellen noch Blutgefäße. Er ist nicht an die Blutbahn angeschlossen, welche die Organe versorgt. Deshalb kann der Knorpel sich nicht direkt ernähren und ist auf die Diffusion von Nährstoffen angewiesen. Diese geschieht durch ein Wechselspiel von Belastung und Entlastung. Genauso werden die anfallenden Abbauprodukte entsorgt. Dieses Wechselspiel wird allerdings erst durch Bewegung ermöglicht. Somit ist Bewegung für den Stoffwechsel des Knorpels unentbehrlich. Allerdings ist unsere heutige Lebensweise geprägt durch Fehlbelastung, Fehlernährung, Stress – und Bewegungsmangel.

GELENKPROBLEME DURCH BEWEGUNGSMANGEL

Wir fahren mit dem Auto, das in der Garage oder vor der Haustür steht, zur Arbeit. Wir hocken den ganzen Tag im Büro am Schreibtisch, höchstens zum Kaffeekochen stehen wir auf. Nach der Arbeit fahren wir nach Hause, um dann vor dem Fernseher zu sitzen. Es verwundert nicht, dass die meisten Menschen in unseren Breiten weniger als tausend Meter am Tag zu Fuß zurücklegen. Bei diesem Alltag wird dazu noch unser Rücken ständig fehlbelastet, was die Wirbelgelenke zunehmend schädigt. Das Wechselspiel zwischen Belastung und Entlastung ist gestört, die Nährstoffversorgung reduziert und der Abtransport der Schadstoffe blockiert.

Arthrose durch Osteoporose

Bei einer Osteoporose kommt es zur Entkalkung des Knochens und dadurch zu einem erhöhten Knochenbruchrisiko. Die Osteoporose kann sekundär zur Arthrose führen.

Bei den Über-50-Jährigen sind Arthrose und Osteoporose die häufigsten Knochenerkrankungen, es gibt aber auch junge Osteoporosepatienten – gerade ihnen droht die Gefahr einer sekundären Arthrose (die übrigens auch die Folge anderer osteologischer Erkrankungen wie eines Knochenmarködemsyndroms oder einer Osteonekrose bzw. von Morbus Paget etc. sein kann).

Wer würde bei einem 26-jährigen aktiven Fußballspieler, von Beruf KFZ-Mechaniker, an Osteoporose denken?

Meine Osteoporose-Problempatienten sind insbesondere Männer mittleren Alters mit Berufen wie Hausmeister, Tischler, Schreiner, Plattenleger etc., denen ich den „tollen" Rat geben darf: „Heben Sie nicht mehr so schwer."

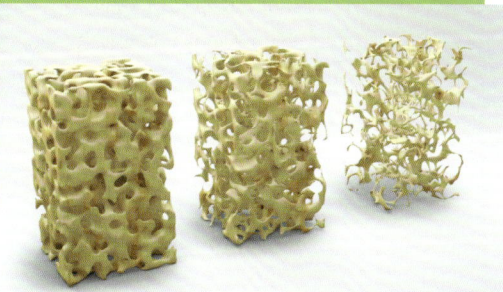

Viele haben Osteoporose, ohne es zu wissen

Im Gesamten gesehen ist die Osteoporose aber eine Krankheit, von der vor allem viele ältere Männer und Frauen betroffen sind. Aufgrund der zunehmenden Alterung der Bevölkerung ist mit einer steigenden Bedeutung der Osteoporose-Problematik zu rechnen – Früherkennung und eine adäquate Behandlung sind daher besonders wichtig. In Deutschland gibt es etwa sechs bis acht Millionen Menschen, die an Osteoporose leiden, davon sind fast 90 Prozent (!) Frauen.

Bei der Osteoporose handelt es sich um eine chronisch unterbehandelte Erkrankung – und das, obwohl die Weltgesundheitsorganisation sie zu den zehn wichtigsten Volkskrankheiten zählt.

Wie viele andere chronische Erkrankungen beginnt die Osteoporose zunächst ohne Symptome. Das langsame, schleichende und oftmals unbemerkte (selbst im fortgeschrittenen Stadium!) Voranschreiten der Krankheit ist der Grund dafür, dass sie zunächst häufig übersehen und daher spät erkannt wird. Hinweise können eine verstärkte Rundrückenbildung, Faltenbildung der Haut am Rücken oder der Verlust an Körpergröße sein. Auch bei einer manifesten Osteoporose, das heißt bei einer Osteoporose mit Knochenbruch, ist die körperliche Untersuchung oft ohne Befund. Aber es gibt Risikofaktoren wie eine Kortison-Dauertherapie, Immobilität, chronische entzündliche Darmerkrankungen, Nikotinkonsum etc. (siehe unten). Ist es bei einem Elternteil zu einem Oberschenkelhalsbruch gekommen, kann das ein Indiz für eine mögliche genetische Belastung sein.

➡ *Osteoporosegefahr bei Diabetes („Zuckerkrankheit")*

Menschen mit Diabetes sollten sich regelmäßig auf Osteoporose untersuchen lassen. Dies gilt sowohl für Typ-1- als auch für Typ-2-Diabetiker. Bei Letzteren können mehrere Faktoren für eine Knochenerkrankung zusammenkommen: eine Insulinresistenz, ein erheblicher Mangel an Vitamin D und daraus resultierend eine Fehlfunktion der Knochenzellen – was schließlich zu einem hohen Bruchrisiko führt. Zudem haben viele Diabetespatienten Nervenschäden und Durchblutungsstörungen, die die Knochen ebenfalls in Mitleidenschaft ziehen. Darüber hinaus schwächen einige Antidiabetika zusätzlich die Knochenfestigkeit.

➡ *Verbindung Immunsystem – Knochengerüst*

Was unser Immunsystem mit unserem Knochengerüst zu tun hat? Nun, die enge Kommunikation zwischen den beiden erklärt sich zum Teil dadurch, dass es bei der Aktivierung des Immunsystems zur Bildung von Botenstoffen kommt, die zum Knochenabbau und somit zur erhöhten Knochenbruchneigung führen. Tatsächlich stellen entzündliche Erkrankungen wie Arthritis oder speziell auch entzündliche Darmerkrankungen einen wesentlichen Risikofaktor für Osteoporose dar. Patienten mit Rheuma, Morbus Bechterew, Lupus erythematodes oder Morbus Crohn entwickeln im Laufe ihrer Erkrankung häufiger eine ausgeprägte Osteoporose, oft finden sich geringfügige chronische Erhöhungen von Entzündungswerten im Blut.

➡ *Osteoporose durch Medikamente*

Viele Medikamente greifen als Nebenwirkung in den Knochenstoffwechsel ein. Sie verursachen Knochenschwund und Mineralisationsstörungen. Eine systemische Kortisontherapie kann bereits nach wenigen Monaten knochenabbauend wirken. Heparin und Marcumar können langfristig ebenfalls knochenschädigende Auswirkungen haben, Medikamente gegen Epilepsie oder Depressionen das Knochenbruchrisiko erhöhen. Angst sollte man vor deren Einnahme aber keinesfalls haben. Wir kennen heutzutage die Risikofaktoren der Osteoporose sehr genau, besitzen eine gute Diagnostik (DXA-Knochendichtemessung) und haben wirksame Medikamente, um gegebenenfalls auch vorbeugend tätig werden zu können.

➡ *Osteoporose in der Schwangerschaft*

Während der Schwangerschaft und in der Stillzeit reduziert sich die Knochendichte in der Regel geringfügig, die Schwangerschaft allein ist jedoch kein Risikofaktor für die Entwicklung einer Osteoporose. Besteht allerdings bereits ein Vitamin- und Kalziummangel oder muss die Schwangere mehrere Wochen Bettruhe einhalten und/oder muskelentspannende, beruhigende Medikamente einnehmen, ist sehr wohl eine Kontrolle angeraten. Auch wenn – in besonderen Fällen – Kortisonpräparate gegeben werden müssen, kann das negative Folgen haben.

Aber auch an den Knochenaufbau des Ungeborenen sollte bereits gedacht werden: Der Lebensstil der Mutter und ihr Kalzium- und Vitamin-D-Status beeinflussen Entwicklung und Mineralisation des fetalen Skeletts – und das sind schlagkräftige Argumente für die Kontrolle des Vitamin-D-Spiegels in der Schwangerschaft und eine bedarfsgerechte Substitution.

➡ Osteoporose in der Jugend: Was tun?

Bei Kindern und Jugendlichen tritt eine Osteoporose zwar selten auf, verursacht aber im Falle des Falles häufig schwere Schmerzen, Knochenbrüche und lebenslange Bewegungseinschränkungen. Etwa ein Viertel der Knochenmasse des Erwachsenen wird während der beiden Jahre rund um die „maximale Knochendichte" aufgebaut, das ist bei Mädchen etwa rund um den zwölften Geburtstag und bei Jungen rund um den 14. Ursache einer Osteoporose/Osteopenie bei Kindern sind oft zugrunde liegende Erkrankungen wie Magersucht, Morbus Crohn, chronische Lebererkrankungen, juvenile Arthritis, Störungen des Vitamin-D-Stoffwechsels etc. oder eine Kortisontherapie bzw. Medikamente zur Behandlung einer Epilepsie.

„Heimtückischer Angriff auf die Knochen"

Osteoporose führt zu einem zunehmenden Verlust an Knochenmasse und Knochenstruktur und das wiederum bedingt auch ein erhöhtes Knochenbruchrisiko. Viele erfahren erst von ihrer Erkrankung, wenn es zu einem oder mehreren Knochenbrüchen kommt: Hier reichen dann schon Bagatellunfälle oder leichte Erschütterungen des Körpers – wie das Verrücken eines Blumenkübels – aus …

Auch ein Knochenbruch kann einen bedeutenden Faktor für die Ausbildung einer Arthrose darstellen, wenn es zu Gelenkfehlbelastungen und/oder direkten Gelenkschäden kommt.

Als Folge der verminderten Knochendichte kommt es zum Beispiel in Deutschland jährlich zu über 300.000 für die Osteoporose typischen Knochenbrüchen. Gefürchtet sind dabei der Wirbelbruch oder der Oberschenkelhalsbruch, der nicht selten zum Tod führt, obwohl er durch eine rechtzeitige Diagnostik und Therapie vielleicht vermeidbar gewesen wäre.

120.000 Menschen brechen sich jährlich in Deutschland den Oberschenkelhals, zu etwa 60 Prozent sind das Frauen. Die Sterblichkeit beträgt mindestens 20 Prozent im ersten Jahr (etwa jeder Fünfte bleibt dauerhaft pflegebedürftig und wird in ein Heim eingewiesen).

An den Folgen eines Treppensturzes sterben also mehr Menschen als Motorradfahrer oder Fußgänger im Straßenverkehr.

Abb. 1 **Abb. 2** **Abb. 3** **Abb. 4**

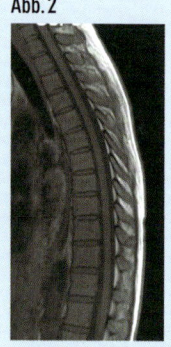 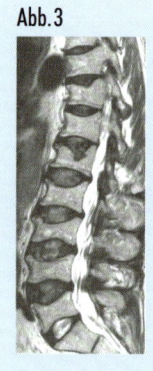 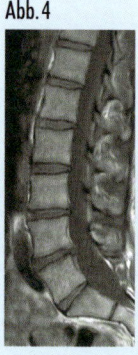

Abb. 1: Brustwirbelsäule – multiple Wirbelbrüche

Abb. 2: Brustwirbelsäule – Normalbefund

Abb. 3: Lendenwirbelsäule – multiple Wirbelbrüche

Abb. 4: Lendenwirbelsäule – Normalbefund

Speichenbruch – Osteoporose als Ursache?

Auch bei einem handgelenksnahen Speichenbruch (einer sogenannten distalen Radiusfraktur) lohnt sich eine Knochendichtemessung, selbst wenn man erst Anfang 50 ist. Norwegische Forscher haben Frauen und Männer mit einer distalen Radiusfraktur untersucht – jeder Dritte hatte Osteoporose. Die Forscher raten daher bei über 50-jährigen Patienten mit einem handgelenksnahen Speichenbruch zur Knochendichtemessung, um zu klären, ob die Betroffenen eine Osteoporosetherapie benötigen.

OSTEOPOROSE: DIAGNOSE RECHTZEITIG STELLEN

Genauere Erkenntnisse liefert die Knochendichtemessung – leider wird sie auch heute noch deutlich zu selten durchgeführt, eine Osteoporose deshalb nicht im entsprechenden Ausmaß diagnostiziert und ausreichend behandelt.

Messungen sollten dort erfolgen, wo auch die Gefahr eines Knochenbruchs am ehesten zu erwarten ist und wo die schlimmsten Folgen zu erwarten wären, also an der Wirbelsäule und am Oberschenkelhals. Als „Goldstandard" gilt hier das sogenannte DXA-Messverfahren.

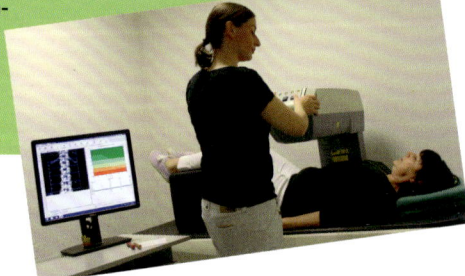

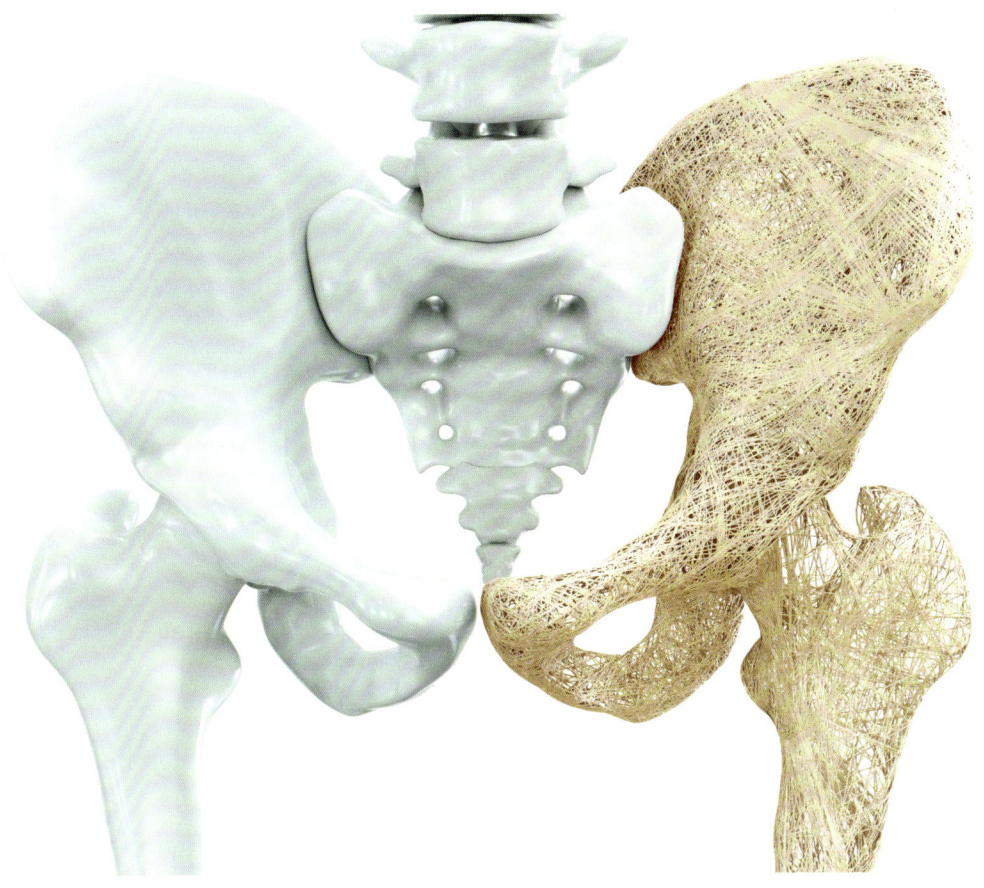

Osteoporose: Die richtige Therapie zählt

Osteoporose ist durch eine unzureichende Knochenfestigkeit gekennzeichnet, bedingt durch eine verminderte Knochendichte und Knochenqualität. Nur etwa jeder dritte bis vierte Osteoporosepatient wird optimal behandelt, obwohl man heutzutage mit der richtigen Therapie jeden zweiten Knochenbruch verhindern könnte. Vorbeugend ist eine ausreichende Zufuhr an Kalzium (zum Beispiel kalziumreiches Mineralwasser, Milch und Milchprodukte) und Vitamin D.

Empfehlung des Dachverbands Osteologie (DVO) zur Osteoporose- und Fraktur-prophylaxe

Eine Zufuhr von 1000 mg Kalzium täglich mit der Nahrung gilt als ausreichend. Wenn diese empfohlene Menge nicht erreicht wird, sollte eine Supplementierung durchgeführt werden. Die Gesamtzufuhr aus Nahrungskalzium und Supplementen sollte 1500 mg jedoch nicht überschreiten. Zur Orientierung: Zwei bis drei Scheiben Käse (Edamer oder Gouda, ca. 40 Gramm) oder ein Glas Milch enthalten etwa 300 mg Kalzium, 100 Gramm Joghurt etwa 120 mg, ein Liter kalziumreiches Mineralwasser 200 bis 600 mg (siehe Etikett).

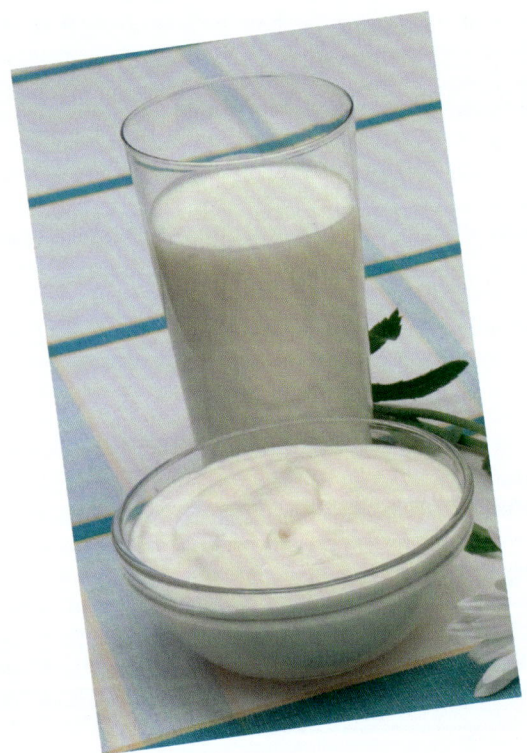

VITAMIN D TUT – NICHT NUR – DEN KNOCHEN GUT

Natürliches Sonnenlicht fördert die körpereigene Vitamin-D-Bildung, wobei diese Fähigkeit im Alter nachlässt. Diffuse Muskel- und Knochenschmerzen können auf eine Unterversorgung hinweisen.

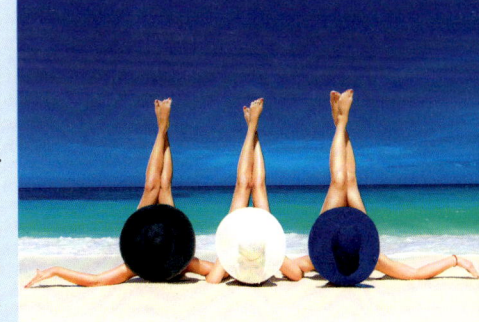

Bei einem über einen Bluttest festgestellten Mangel sollte deshalb die regelmäßige Einnahme von Vitamin D erfolgen. Das hilft unter anderem, die Sturzrate bei Älteren deutlich zu reduzieren, beugt also den gefürchteten Oberschenkelhalsfrakturen vor. Studien belegen, dass die tägliche Aufnahme von 800 bis 1000 IE Vitamin D eine gute „Sturzprophylaxe" darstellt. Menschen über 60 Jahren sei deshalb angeraten, diese Menge jeden Tag – oral – zu sich zu nehmen, insbesondere bei hohem Sturz- und/oder Knochenbruchrisiko und einer geringen Sonnenlichtexposition. Aber auch Jüngere sollten ihre Vitamin-D-Versorgung im Auge behalten und einen eventuellen Mangel ausgleichen, gerade bei Sportlern kann es beispielsweise durch eine Unterversorgung zu Stressbrüchen kommen – zudem senkt die ausreichende Zufuhr von Vitamin D das Diabetesrisiko.

CHRONISCHE GANZKÖRPERSCHMERZEN MÖGLICH

Ein Vitamin-D-Mangel kann auch zu einer sogenannten Osteomalazie führen, die durch eine gestörte Knochenmineralisation gekennzeichnet ist. Betroffene klagen häufig über chronische Ganzkörperschmerzen oder über diffuse, schwer lokalisierbare Knochenschmerzen in den belasteten Regionen, vor allem im Bereich der Wirbelsäule – ohne Nachweis von Knochenbrüchen oder Verschleißerscheinungen. Verstärkt treten diese Schmerzen bei Muskelanspannungen auf, oft werden zudem Schmerzen im Bereich der Hüftgelenke und Oberschenkel wahrgenommen. Eine Vitamin-D-Bestimmung sollte hier Klarheit schaffen.

Arthrose nach Knochenbruch

Knochenbrüche, und darauf muss an dieser Stelle nochmals hingewiesen werden, stellen generell ein Risiko für die Ausbildung einer Arthrose dar. Bei einem Bruch, der nicht wieder in achsengerechter Stellung verheilt, droht eine dauerhafte Fehlbelastung der angrenzenden Gelenkflächen mit der Gefahr einer frühzeitigen Arthrose. Ist auch noch die Gelenkfläche mitbetroffen, kommt es häufig zu einer Stufenbildung. Diese Unebenheit im Gelenk führt zu einer vermehrten Reibung und Abhobelung der glatten Gelenkfläche – und damit zu einem frühzeitigen Verschleiß und letztendlich oft zu einer Arthrose.

Osteoporosepatienten sind, wie erwähnt, besonders gefährdet, aber auch bei anderen Grunderkrankungen bzw. bei Medikamenteneinnahme ist das Knochenbruchrisiko (und damit die Arthroseanfälligkeit) erhöht. Als allgemeine Risikofaktoren gelten das Alter, Geschlecht (Frauen sind eher betroffen!) und bereits eingetretene Wirbelkörperbrüche. Leider werden Risikopatienten nach wie vor nicht ausreichend untersucht und behandelt.

Im Sinne einer Arthroseprophylaxe sollte man ganz besonders auf die Vermeidung von Knochenbrüchen achten.

Stürze können schwerwiegende Folgen haben

Im höheren Lebensalter sind Stürze häufig und können schlimme Konsequenzen haben. Bei älteren Menschen sind sie oft sogar der Grund für den Umzug in ein Alten- oder Pflegeheim. Und sie haben auch psychische Auswirkungen.

Man bricht sich quasi nicht nur die Knochen – auch das Selbstvertrauen geht zu Bruch.

Jeder dritte Über-65-Jährige stürzt mindestens einmal im Jahr. Im Alter von über 80 ist es bereits jeder zweite, fünf Prozent erleiden dabei Knochenbrüche. Gerade der gefürchtete Oberschenkelhalsbruch hat nicht selten bleibende Auswirkungen.

Nach einem Sturz haben viele Menschen Angst, erneut zu stürzen. In der Folge ziehen

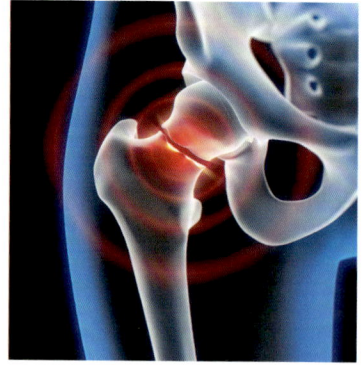

sie sich immer mehr zurück, verlassen kaum noch ihre Wohnung – oder bewegen sich überhaupt nur sehr eingeschränkt. Sind sie dann doch einmal unterwegs, ist die Sturzgefahr umso größer. Verantwortlich dafür sind Gang- und Gleichgewichtsstörungen sowie die durch Immobilität schwindende Muskelmasse. Vor allem die Muskelschwäche der Bein- und Hüftmuskulatur ist hier ausschlaggebend.

Stürze durch Medikamente und (Vor-)Erkrankungen

Eine häufige Ursache für Stürze ist die Beeinträchtigung durch die Einnahme von Medikamenten. Hier sind vor allem Kortisonpräparate, Aromatase- und Protonenpumpenhemmer (Magenschutzmittel) sowie Beruhigungs- bzw. Schlafmittel und Medikamente zur Senkung des Blutdrucks, insbesondere im Zusammenwirken mit Alkohol, zu nennen. Über eine Medikamentenanpassung muss auch in diesem Zusammenhang immer wieder nachgedacht werden.

Erhöhte Sturzgefahr droht zudem bei Verwirrtheitszuständen, Schlaganfällen, Demenz- und Herz-Kreislauf-Erkrankungen, Rheuma, Epilepsie, einer Überfunktion der Schilddrüse, Diabetes mellitus sowie bei Störungen des Gleichgewichtsorgans, einer eingeschränkten Beweglichkeit und Gehsicherheit und bei Schwindel (von Schwindel betroffen sind mehr als die Hälfte aller Über-70-Jährigen!). Auch eine Unterversorgung mit Vitamin D erhöht die Sturzanfälligkeit.

Niedrige Hämoglobinwerte mit Verminderung der roten Blutkörperchen und eine dadurch eingeschränkte Sauerstoffversorgung erhöhen ebenfalls das Risiko zu stürzen. Nicht zu vergessen sind die Augen: Wer schlecht sieht, stürzt eher – eine Untersuchung beim Augenarzt oder Optiker kann auch in dieser Hinsicht Schlimmes verhindern!

Sturzvermeidung im Wohnbereich

STÜRZE GEFÄHRDEN DIE SELBSTÄNDIGKEIT

Mehr als eine Million älterer Menschen mit Hilfs- und Pflegebedarf lebt derzeit in Deutschland in der eigenen Wohnung oder im Haushalt mit anderen Familienmitgliedern. Über 80 Prozent von ihnen lehnen eine Heimunterbringung kategorisch ab und möchten in ihrem gewohnten Wohnumfeld bleiben – um dieses so sicher wie möglich zu gestalten, müssen (auch auf den ersten Blick nicht ersichtliche) Stolpersteine eliminiert werden.

Das sollten Sie beachten:

▶ Teppiche und Läufer müssen rutschfest befestigt sein, Teppiche mit hohen Kanten generell entfernt werden. Empfehlenswert ist es, Stufen oder Türschwellen zu markieren, beispielsweise mit Leuchtstreifen, dann können sie nicht übersehen werden. Achten Sie insgesamt darauf, Stolperfallen zu eliminieren!

▶ Der Wohnbereich sollte hell genug sein, insbesondere natürlich das Treppenhaus, der Weg zur Toilette (auch und gerade in der Nacht!) sowie zum Telefon – Bewegungsmelder können für eine bessere Beleuchtung sorgen.

▶ Beim Treppensteigen sollte man sich konzentrieren und nicht ablenken lassen. Besonders auf die erste und letzte Stufe muss sehr geachtet werden, hier besteht die größte Unfallgefahr. Handläufe auf beiden Seiten erhöhen die Sicherheit beim Gehen.

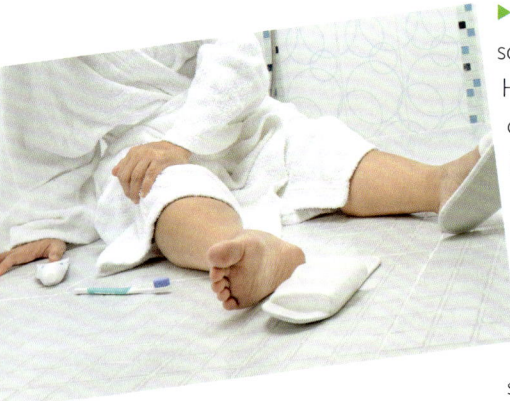

▶ Im Bad geben rutschfeste Matten in Dusche und Wanne mehr Sicherheit, ebenso Hand- und Haltegriffe an den entscheidenden Stellen. Der Boden ist stets trocken zu halten, verschüttete Flüssigkeit muss sofort aufgewischt werden.

▶ Wenn das Aufstehen vom Toilettensitz Schwierigkeiten bereitet, könnte eine Sitzerhöhung hilfreich sein. Vor allem nachts und bei Krankheit sollte man sich vor dem Toilettengang zunächst ein bis zwei Minuten aufrecht auf den Bettrand setzen, damit sich der Blutdruck stabilisieren kann. Ein eventuell erforderlicher Toilettenstuhl sollte direkt neben dem Bett stehen.

▶ Das Telefon muss gut erreichbar sein und der Weg dorthin auf jeden Fall frei von Stolperfallen. Sinnvoll ist es, Telefone in mehreren Zimmern zu haben bzw. ein Mobiltelefon immer bei sich zu tragen.

▶ Die Stühle im Wohnbereich sollten hoch und stabil sein und über Armlehnen verfügen. Das Unterlegen von Kissen erleichtert das Aufstehen.

STURZTRAINING

Stürze zu vermeiden, ist das Ziel einer effektiven Sturzprophylaxe. Hierzu ist es notwendig, Muskulatur und Koordination zu stärken. Empfehlenswert ist ein Gleichgewichtstraining, bei dem sicheres Aufstehen, Stehen, Hinsetzen und Gehen trainiert wird. Neben dem Halten des Gleichgewichts werden insbesondere Drehbewegungen geübt. Im Mittelpunkt eines knochenbruchvermeidenden Bewegungsprogrammes steht die Becken- und Hüftmuskulatur, sie kontrolliert die Kräfte bei der Gewichtsverlagerung auf ein Bein und ist deshalb essenziell. Muskelkraft und -leistung dieser Muskelgruppen müssen zwingend gesteigert werden.

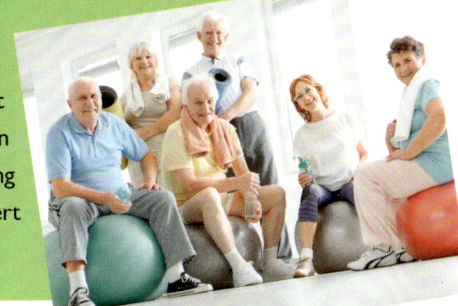

Arthrose im Alter

Erhöhte Arthrosegefahr mit zunehmendem Alter

Wir haben es hier schon öfter gesagt: „Das Alter allein" ist bereits ein großer Risikofaktor für die Ausbildung einer Arthrose, auch ohne Vorerkrankungen wie etwa eine Osteoporose oder – um noch ein Beispiel zu nennen – die erhöhte Sturzanfälligkeit.

Der Prozess der Arthroseentwicklung vollzieht sich oft schleichend über Jahre. Häufig bleibt der Verschleiß des Gelenkknorpels zunächst unbemerkt und verursacht erst im fortgeschrittenen Stadium Schmerzen.

Der Grad des Knorpelschadens bestimmt Behandlungsmöglichkeiten und Erfolg. Im Frühstadium entstehen Schäden im Knorpelüberzug, zunehmend treten dann Knochenveränderungen im geschädigten Bereich auf. Es kommt überwiegend zu Anlauf- und Belastungsschmerzen. Rötungen, Schwellungen und die Überwärmung des Gelenkes sind zu beobachten. Die Knorpelschäden schreiten voran, die Schmerzen nehmen zu. Hier gilt es, der Entwicklung mittels geeigneter Therapiemaßnahmen Einhalt zu gebieten.

TEUFELSKREIS BEI ARTHROSE

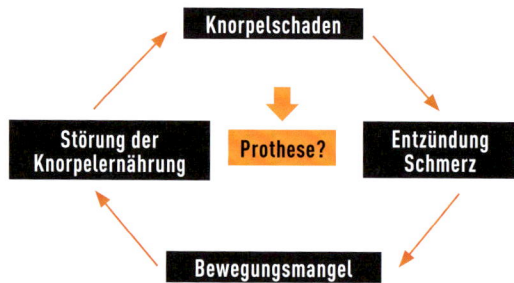

Zunehmendes Lebensalter – zunehmende durchschnittliche Belastungsdauer

Wir verwandeln uns in eine Langlebigkeitsgesellschaft, die derzeit nur von Japan übertroffen wird. In Deutschland zum Beispiel lebten im Jahr 2008 etwa vier Millionen Über-80-Jährige, im Jahr 2050 werden es mehr als zehn Millionen sein. Mit einer Zunahme der Anzahl Arthrose-gepeinigter Menschen ist demnach zu rechnen.

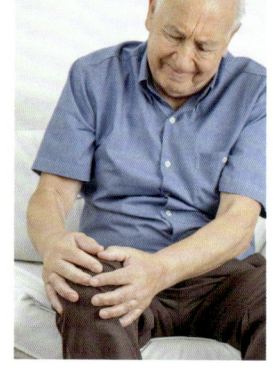

Was passiert beim Altern?

Altern ist natürlich und beginnt nicht erst mit 50, sondern schließt sich direkt an die Entwicklungsphase in Kindheit und Jugend an. Etwa ab dem 40. Lebensjahr setzt der „normale" Knochenabbau ein. Ab dem 50. Lebensjahr nimmt unsere Muskelmasse, die auch unsere Gelenke aktiv sichert, drastisch ab. Immobilität verstärkt diesen Vorgang. Neben der Bewegungsarmut sind eine geringere Eiweißzufuhr (es wird meist weniger Fleisch verzehrt!), die Drosselung des Stoffwechsels und die Übersäuerung des Körpers weitere Ursachen für den Muskelabbau. Im 70. Lebensjahr können wir bis zu 40 Prozent unserer Muskelmasse verloren haben. Dazu kommen Funktionseinschränkungen von Herz, Leber, Niere, Darm, Gehirn. So ist zum Beispiel die Nährstoffaufnahme durch den Darm (Resorption) vermindert, der Stoffwechsel somit reduziert – die Ernährung der einzelnen Zellen verschlechtert sich, was auch Auswirkungen auf unsere Knochen und Gelenke hat.

Während der Energiebedarf mit steigendem Alter aufgrund der verminderten Aktivität abnimmt, bleibt der Mikronährstoffbedarf für unsere Organe, Knochen und Gelenke weitgehend konstant bzw. kann bei Vorliegen bestimmter Erkrankungen wie der Osteoporose sogar erhöht sein. Besonders häufig trifft dies auf Vitamin D,

Vitamin B$_{12}$, Folsäure und Zink zu. Gerade dieser Mangel hat einen direkten Bezug zu unseren Knochen und Gelenken und wird sie langfristig schädigen.

Erhöhter Eiweißbedarf

Im Alter steigt auch der Bedarf an Eiweiß, da die Proteinverwertung reduziert ist und man zudem besonders auf den Erhalt von Muskelmasse und Muskelkraft achten muss, die unsere Gelenke aktiv stabilisieren. Viele ältere Menschen nehmen aber zu wenig Eiweiß zu sich, obwohl sie mehr als gesunde Erwachsene mittleren Alters benötigen.

EIWEISSREICHE KOST MINDERT VERLUST AN MUSKELMASSE

Nehmen ältere Menschen vergleichsweise hohe Eiweißmengen zu sich, so ist der Verlust an Muskelmasse geringer ausgeprägt. Um die Verwertung des konsumierten Proteins zu verbessern, ist die Verbindung mit körperlicher Aktivität günstig – Bewegung verstärkt den aufbauenden Effekt auf die Eiweißbiosynthese.

UNZUREICHENDE VITAMIN-D-VERSORGUNG IM ALTER

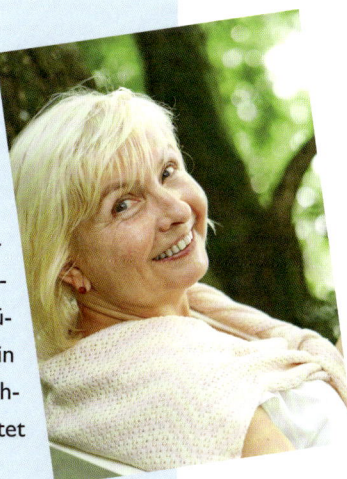

Da die „Altershaut" nur noch eine begrenzte Produktion von Vitamin D zulässt, ist das Risiko für einen Vitamin-D-Mangel im Alter deutlich erhöht – eine individuelle Vitamin-D-Messung ist hier zu empfehlen. Dieser Mangel wiederum führt zu einem erhöhten Risiko für Osteoporose und zu einer Erhöhung der Sturzgefahr – wobei besonders die gefürchteten Wirbelsäulen- und Schenkelhalsbrüche mit ihren unter Umständen weitreichenden Folgen ein großes Risiko darstellen. Ein Vitamin-D-Mangel wird zunehmend als eigener Risikofaktor für eine Arthrose betrachtet (siehe Seite 27).

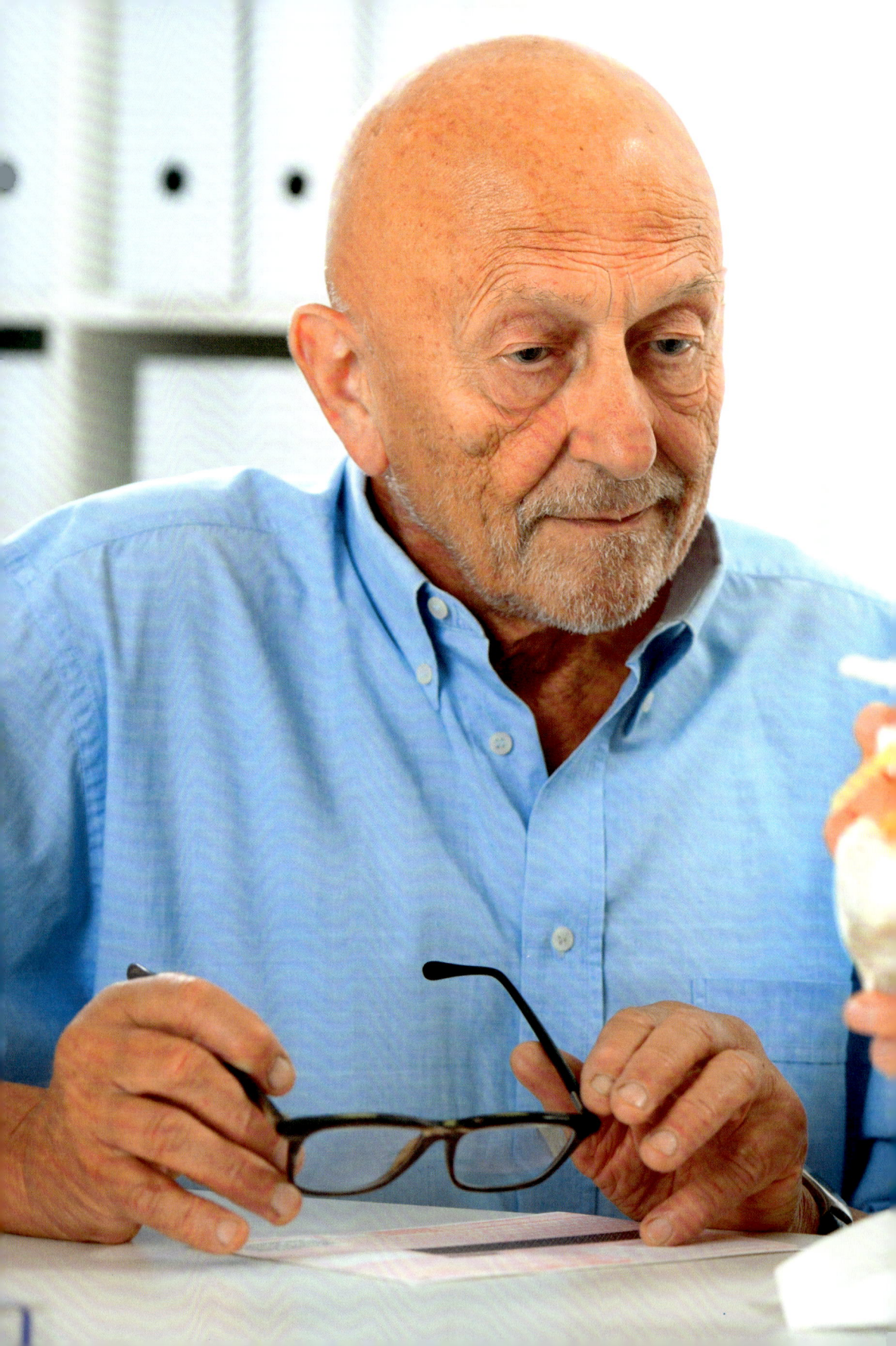

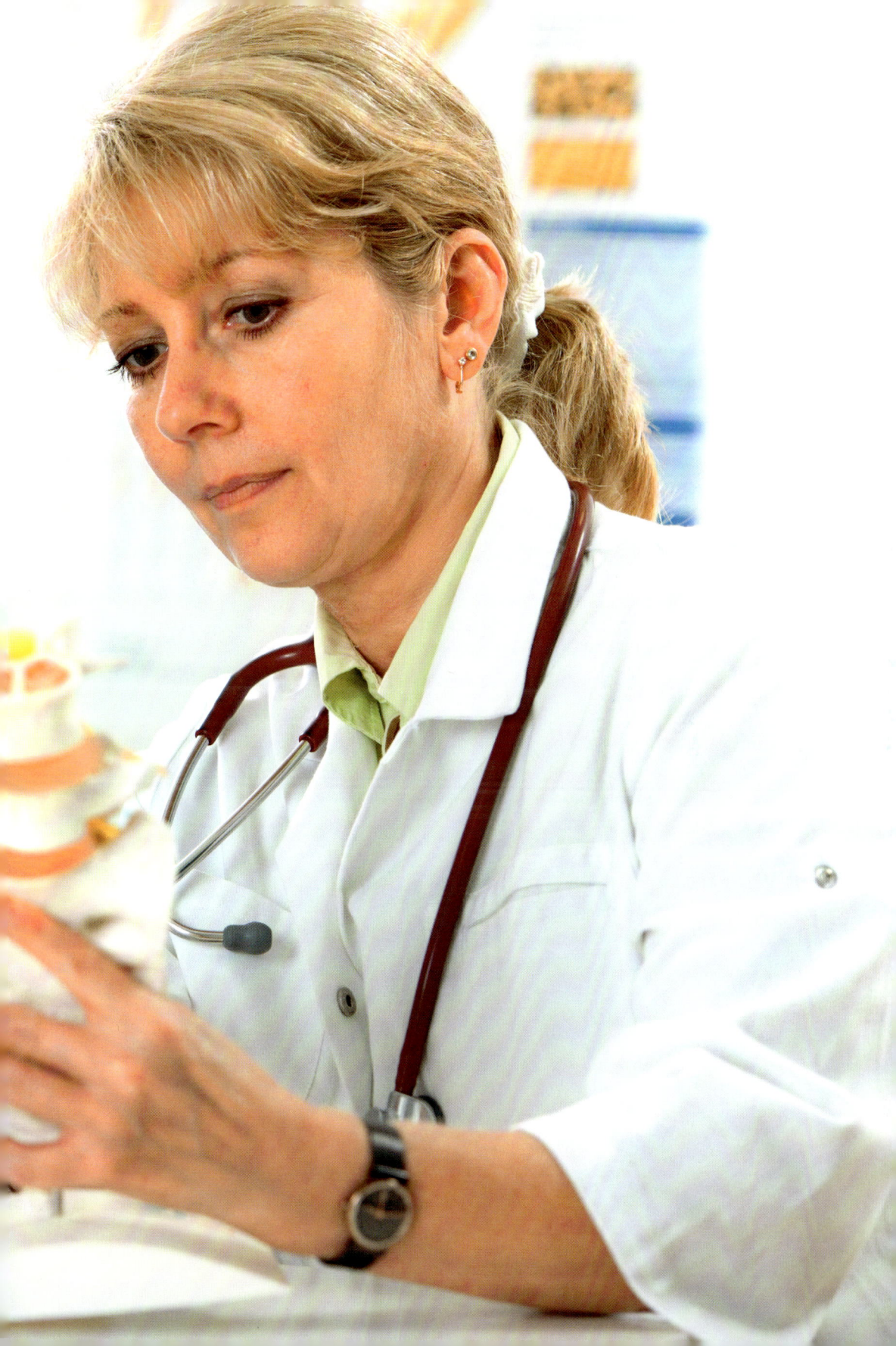

Methoden der Diagnostik

Meist beginnt es mit Schmerzen im Gelenk – allerdings: Ein Gelenkschmerz bedeutet nicht immer, dass man unter einer Arthrose leidet.

Sprechen Sie mit dem Arzt Ihres Vertrauens über mögliche Ursachen, beispielsweise über erlittene Sportverletzungen, Knochenbrüche, Vorbehandlungen, bereits erfolgte Operationen, machen Sie die Dauer der Beschwerden zum Thema und ob sie in Ruhe- oder Belastungssituationen auftreten.

Eine körperliche Untersuchung sollte sich anschließen. Hierbei kann die genaue Lokalisation der Schmerzpunkte wichtige Hinweise auf die Ursache der Beschwerden geben. Auch das Bewegungsmaß des Gelenkes (ist es eingeschränkt?), eine Weichteilschwellung oder eine tastbare, im Gelenk gelegene Ergussbildung können wertvolle Hinweise liefern.

Ultraschall (Sonografie)

Zur primären Diagnostik der Arthrose ist die Ultraschalluntersuchung nicht geeignet. Allerdings eignet sie sich hervorragend, um Ergussbildungen in den Gelenken zu erkennen. Ebenso können Zysten, zum Beispiel eine Kniekehlenzyste, unproblematisch, ohne größeren Kostenaufwand und ohne Strahlenbelastung nachgewiesen werden.

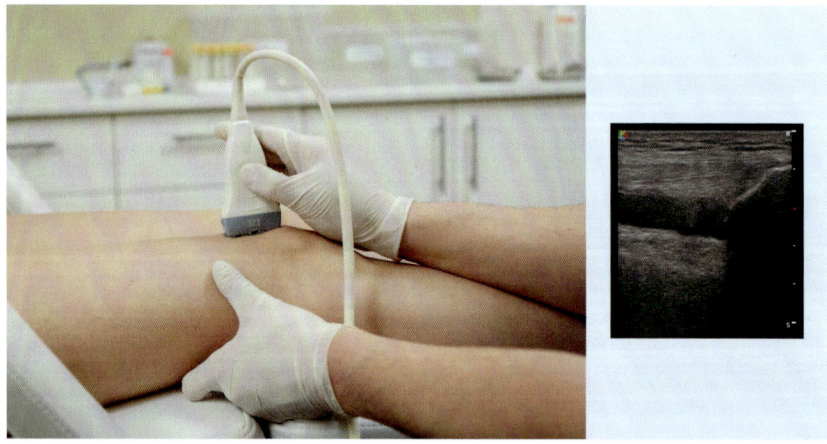

Was nutzt die Röntgenuntersuchung?

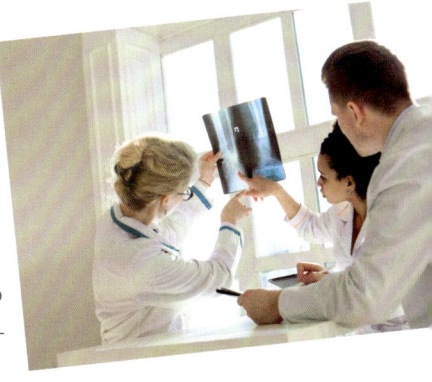

Dem Röntgen kommt nach wie vor ein großer Stellenwert beim Diagnostizieren einer Arthrose zu. Meist werden Aufnahmen in zwei Ebenen angefertigt, das heißt, das Gelenk wird sowohl von vorne als auch von der Seite geröntgt. So erlangt man Hinweise über den Zustand des Gelenkes, insbesondere über den noch vorhandenen Gelenkspalt.

Das Röntgenbild sagt aber nicht unbedingt etwas über die Schmerzen des Betroffenen aus. Ich denke hier speziell an einen 48-jährigen Tennisspieler, der regelmäßig erfolgreich an Wettkämpfen teilnimmt – und das trotz schwerer Arthrose in beiden Kniegelenken.

Röntgenbilder der Kniegelenke eines aktiven 48-jährigen Tennisspielers

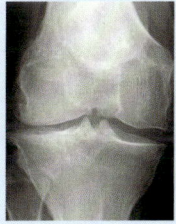 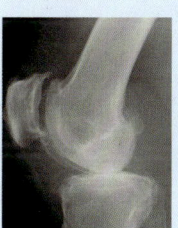 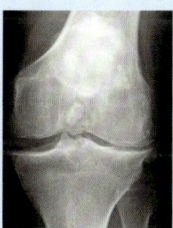 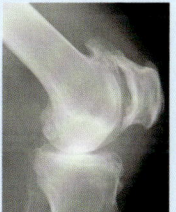

rechtes Knie von vorne   rechtes Knie seitlich   linkes Knie von vorne   linkes Knie seitlich

Arthrosegelenk einer 30-jährigen Weltklassehandballerin

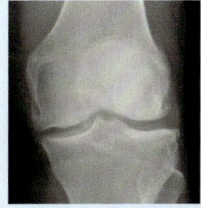 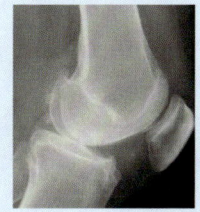

Manche Menschen sind, wie gesagt, bereits mit einer mäßigen Arthrose im Alltag schwer gehandicapt, andere wiederum treiben selbst mit schwersten arthrotischen Veränderungen noch aktiv Sport.

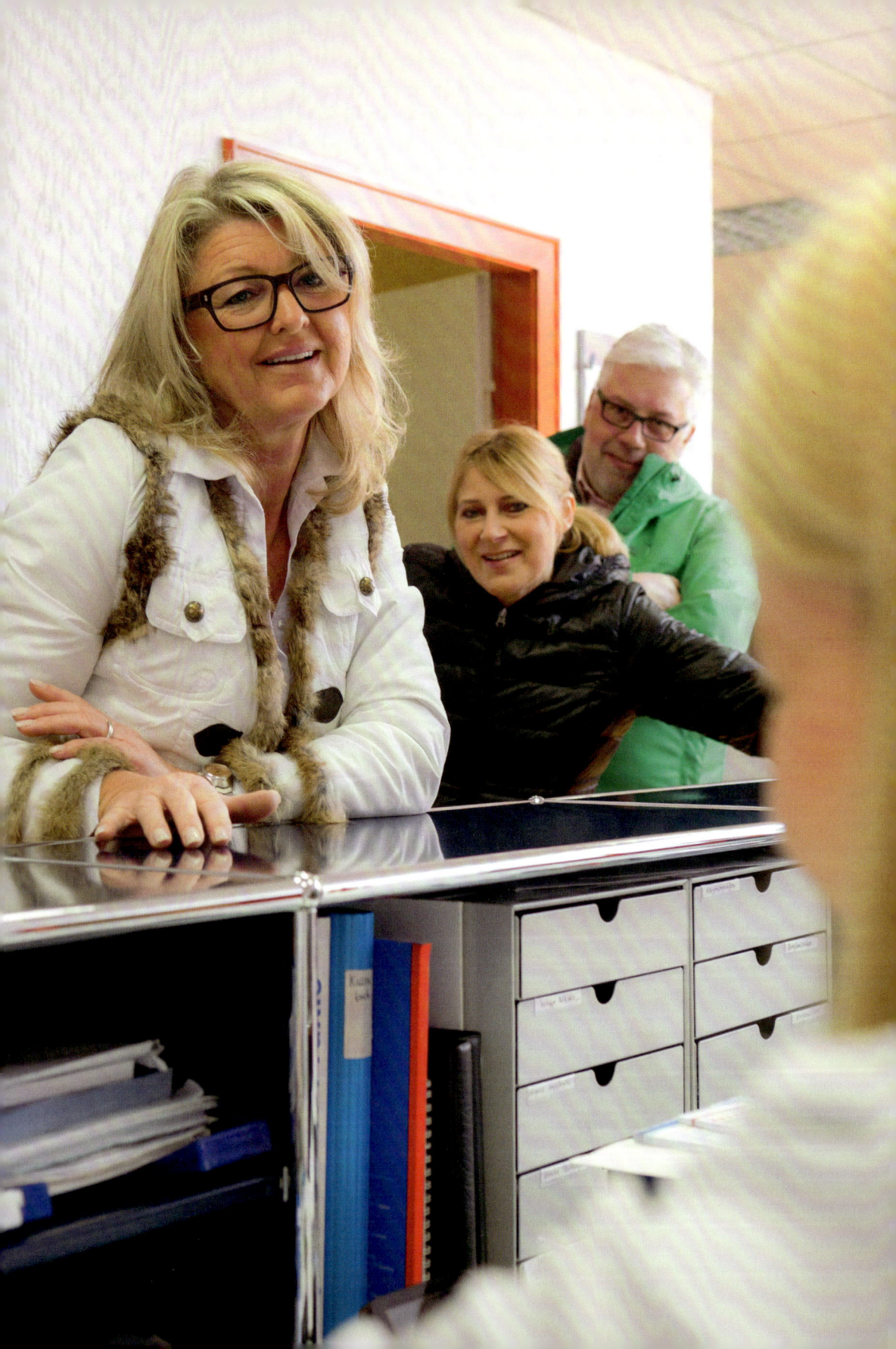

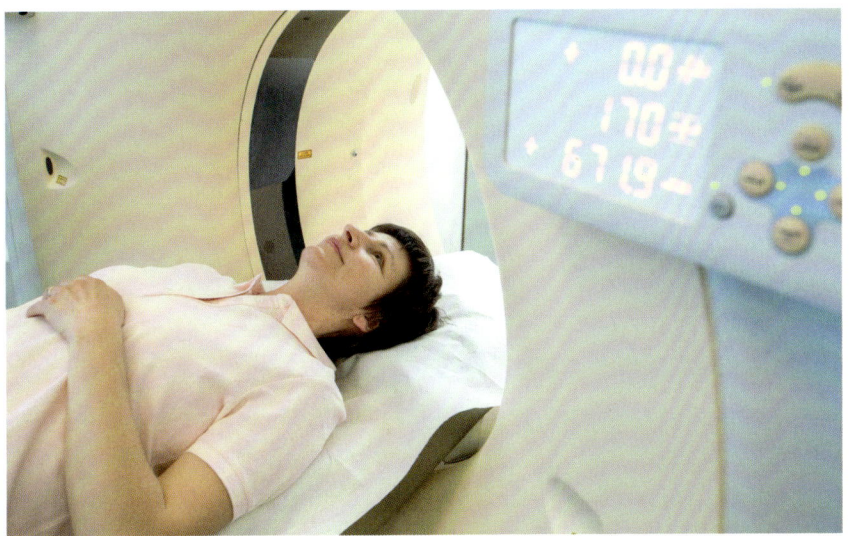

Wann ist eine Computertomografie (CT) sinnvoll?

Bei der CT-Untersuchung werden Schnittbilder der untersuchten Region angefertigt, sie ermöglichen eine genauere Darstellung der Gelenke und Knochen. Zum Einsatz kommen dabei ebenfalls Röntgenstrahlen – die Strahlenbelastung ist aber leider deutlich höher als bei einer herkömmlichen Röntgenaufnahme.

Kernspintomografie/Magnetresonanztomografie (MRT)

Bei dieser Art der Untersuchung werden Schnittbilder erzeugt, die auch den Gelenkknorpel direkt beurteilen lassen. Vorteil der MRT ist, dass damit keine Strahlenbelastung verbunden ist.

Szintigrafie

Schwach radioaktive Substanzen (Kontrastmittel) werden in die Blutbahn gespritzt – so kann man entzündliche Vorgänge nachweisen.

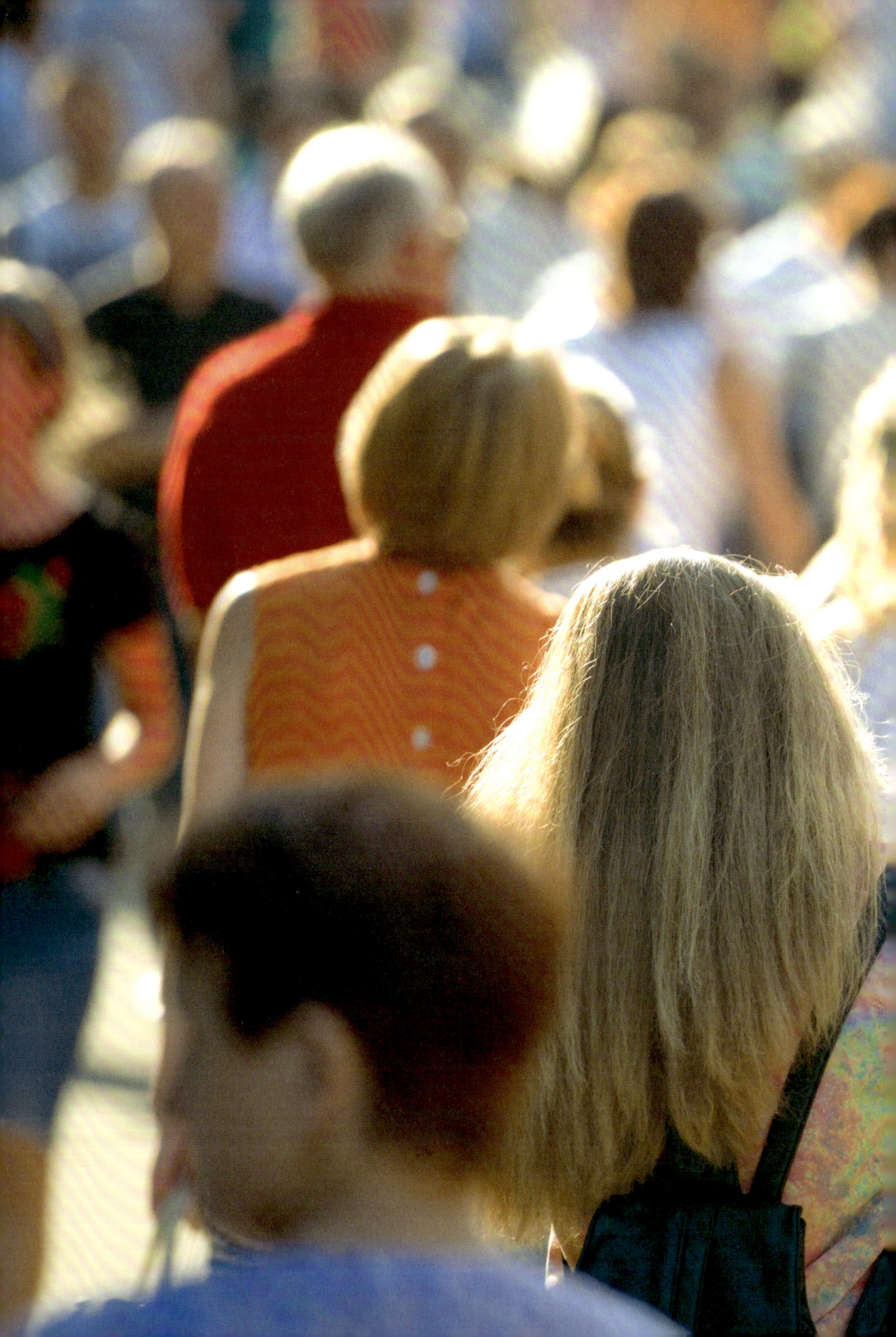

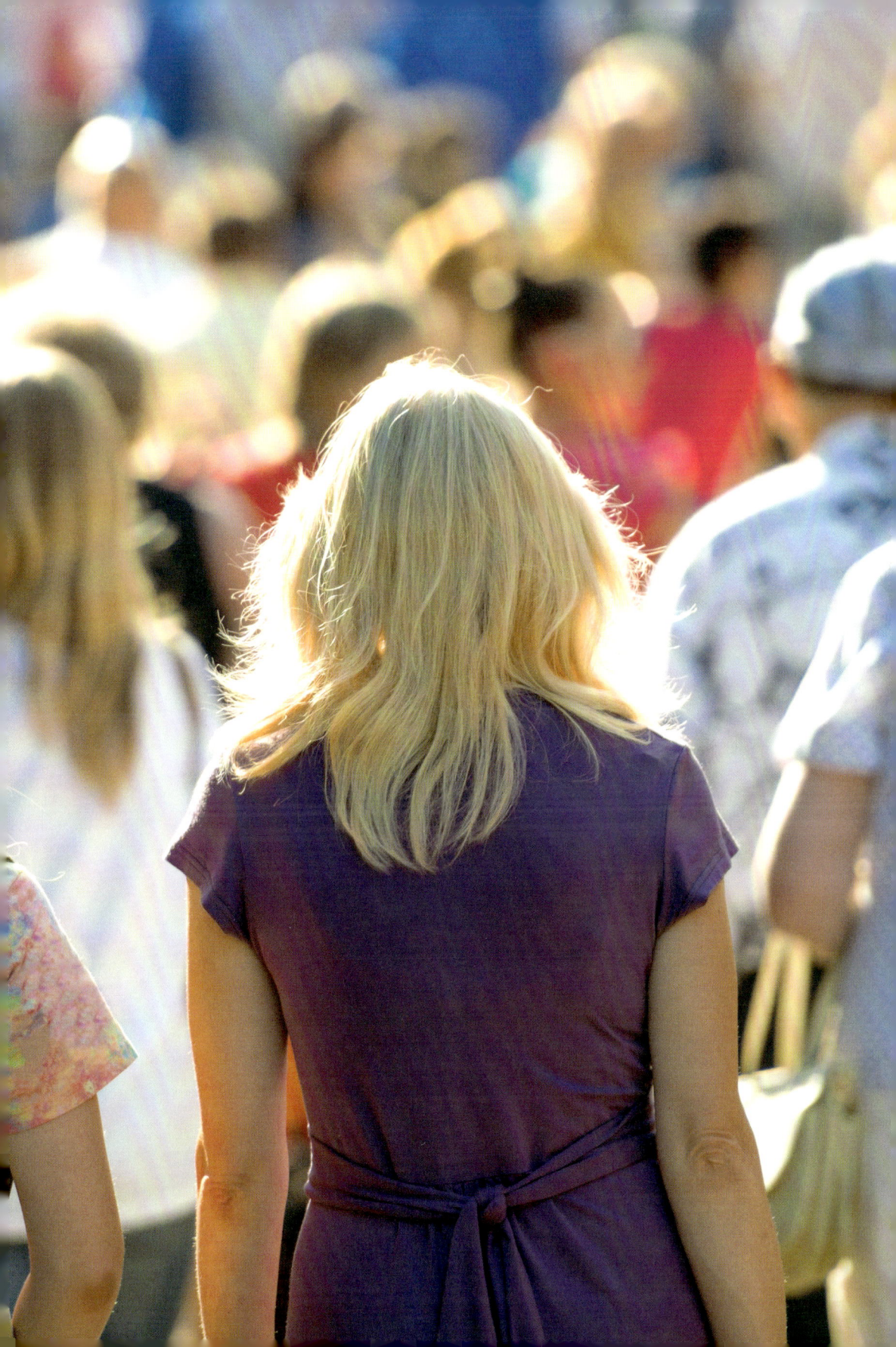

Arthrosegefahr auch für den Rücken

Rücken dritthäufigster Manifestationsort

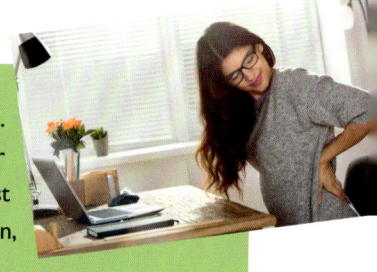

Rückenbeschwerden sind ein häufiger Grund für Krankschreibungen. Sie verursachen die meisten Arbeitsunfähigkeitstage, immer mehr Menschen leiden darunter: Über 80 von 100 Personen sind zumindest einmal im Leben von heftigen quälenden Rückenschmerzen betroffen, Tendenz steigend.

Nur weniger als 20 Prozent der Menschen bleiben hierzulande zeitlebens von Rückenbeschwerden verschont, 50 Prozent leiden hin und wieder daran, 30 Prozent haben chronische Schmerzen.

Schwere körperliche Betätigung, Übergewicht, falsche Ernährung, falsche Bewegungsmuster etc. können die Wirbelsäule zu sehr belasten, Fehlstellungen wie Verdrehungen oder Verbiegungen (sogenannte Skoliosen) oder muskuläre Fehlhaltungen mit verkürzten Muskeln und Bändern, Achsenfehler der Beine (zum Beispiel O-oder X-Beine) oder Beinlängendifferenzen zu (heftigen) Schmerzen führen.

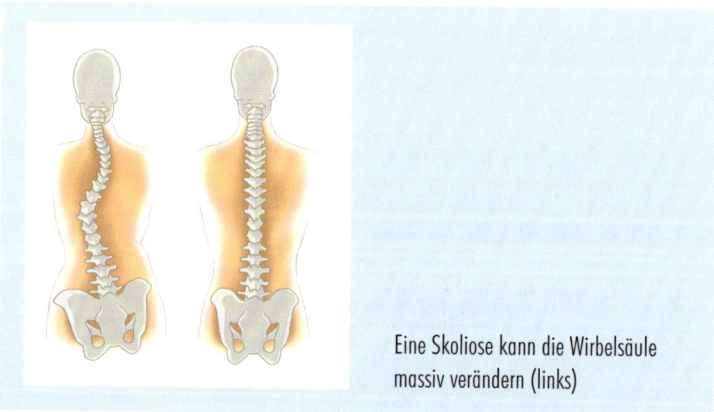

Eine Skoliose kann die Wirbelsäule massiv verändern (links)

Der Grund für Beschwerden kann aber auch eine Arthrose sein, und diese wiederum unterschiedliche Auslöser haben.

Rückenschmerzen sind sehr häufig Folge einer Arthrose der Wirbelsäule (insbesondere der Lendenwirbelsäule) – hierbei handelt es sich um einen Verschleiß der sogenannten kleinen Wirbelgelenke.

Arthrose der kleinen Wirbelgelenke und ihre Folgen

Unsere Wirbelsäule wird eigentlich durch zwei Säulen stabilisiert. Vorne („bauch-wärts") finden sich die Wirbelkörper mit den dazwischenliegenden Bandscheiben, hinten („rückenwärts") erfolgt die Verbindung jeweils durch zwei Wirbelgelenke, die die Bewegungen des Rückens erst ermöglichen. Wie alle Gelenke sind sie von einer Knorpelschicht überzogen, die sich im Laufe des Lebens abnutzt. Man spricht dann von einer Wirbelgelenksarthrose, synonyme Bezeichnungen sind Spondylarthrose, Facettengelenksarthrose oder Facettensyndrom. Prinzipiell kann der Verschleiß jeden Abschnitt der Wirbelsäule treffen, meist findet er sich jedoch in der Lendenwirbelsäule, seltener in der Hals- und Brustwirbelsäule.

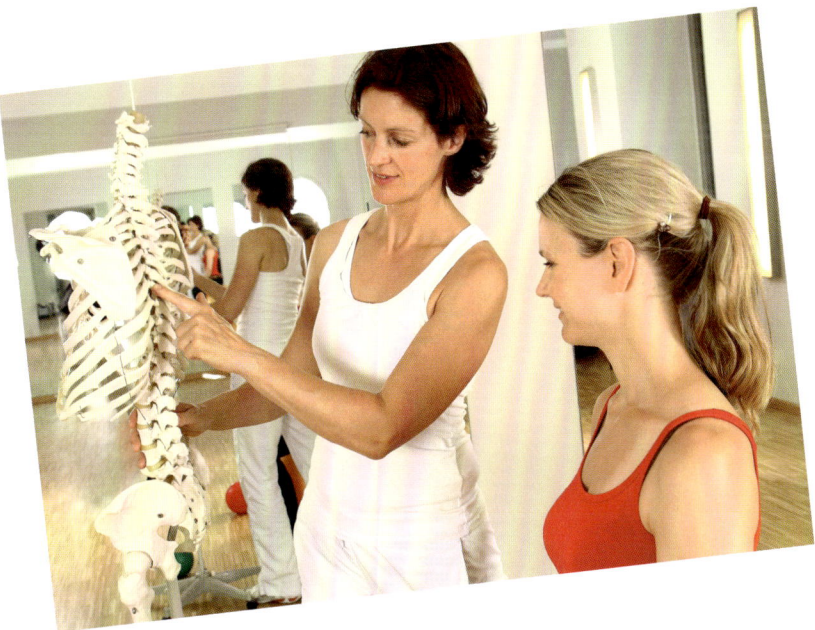

Die Verschleißerscheinungen äußern sich mitunter durch morgendliche Rückenschmerzen, die dann bei Belastung im Laufe des Tages weiter zunehmen. Oft sind es dumpfe Schmerzen, die örtlich begrenzt bleiben. Nicht selten treten auch erhebliche Muskelverspannungen auf. Die Bewegung ist eingeschränkt. Ist der Bereich der Brustwirbelsäule betroffen, kann die Atmung mit Schmerzen verbunden sein, ist es der Bereich der Lendenwirbelsäule, kann es zu Ausstrahlungen in die Leiste, Hüfte oder in den Oberschenkel kommen.

Es ist möglich, dass bei verschlissenen Wirbelgelenken knöcherne Randanbauten entstehen, die wiederum die Nervenaustrittslöcher, d. h. die Durchtrittsstellen unserer Rückenmarksnerven einengen. Hierdurch verursachte Nervenirritationen im Bereich der Halswirbelsäule können sich dann als Gefühlsstörungen oder sogar als Lähmungen in den Armen und Händen äußern, von der Lendenwirbelsäule ausgehend können sie zu Empfindungsstörungen und eventuell auch Lähmungen der Beine führen.

Ursache der Spondylarthrose

Die Ursachen einer Arthrose der kleinen Wirbelgelenke sind vielfältig. In Betracht kommen Skoliosen (Seitverbiegungen) der Wirbelsäule, auch Schäden der zwischen den Wirbelkörpern gelegenen Bandscheiben (Verschleiß, Bandscheibenvorfall, Entzündung nach operativer Entfernung von Bandscheibengewebe) können eine Spondylarthrose begünstigen, ebenso Muskelschwäche und Überlastung.

Kommt es zu einer Höhenminderung des Bandscheibenraums, werden die kleinen Wirbelgelenke immer mehr zusammengedrückt und geschädigt. Übergewicht verstärkt diesen Effekt.

3-D-Wirbelsäulen- und -Beinachsenvermessung – Diagnose ohne Strahlung

Das 3-D-Mess-System ermöglicht eine schnelle und berührungslose Vermessung des menschlichen Rückens und der Wirbelsäule. Die Untersuchung ist eine strahlungsfreie Alternative zum Röntgen und unterstützt eine ganzheitliche Diagnostik – es lässt sich damit etwa feststellen, ob die Beeinträchtigungen eine Arthrose begünstigen können.

Wegen der Exaktheit der Ergebnisse können Therapiemaßnahmen individueller, gezielter und erfolgreicher ausgewählt, Korrekturmaßnahmen genauer bestimmt werden – so erlauben etwa gut dokumentierte Verlaufskontrollen bei Wirbelsäulenverkrümmungen eine stets angepasste Therapie.

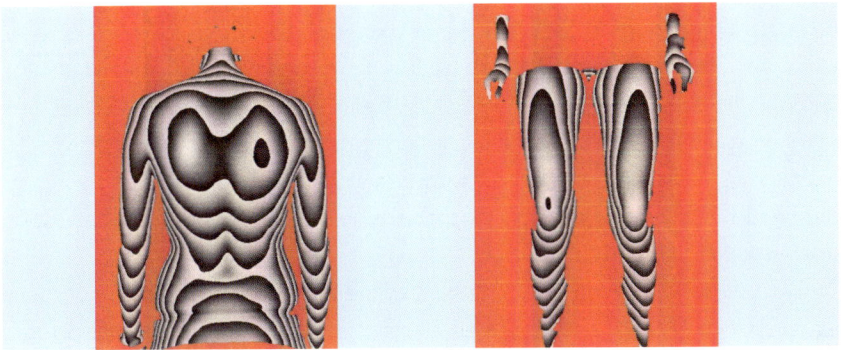

Eine 3-D-Vermessung ist sinnvoll

▶ zur Diagnostik und Therapie bei Rücken- und Wirbelsäulenproblemen (zum Beispiel bei Bandscheibenschäden/-vorfällen, chronischen Kopfschmerzen),

▶ bei festgestellter Rückgratverkrümmung oder Fehlhaltung,

▶ bei Beckenschiefständen und Beinlängendifferenzen (angeboren oder nach Hüftoperationen),

▶ bei Erstuntersuchungen als Ergänzung oder Ersatz einer Röntgenuntersuchung,

▶ zur regelmäßigen Verlaufskontrolle, Dokumentation und Anpassung von therapeutischen Maßnahmen und

▶ zur Anpassung und Überprüfung spezieller Schuhe bzw. Schuheinlagen.

Gestalten Sie Ihren Tag 24 Stunden lang rückengerecht!

Um Rückenschmerzen zu lindern, ist es von essenzieller Bedeutung, auf eine rückengerechte Gestaltung des Tagesablaufes zu achten – egal, ob die Beschwerden durch eine Arthrose bedingt sind oder nicht (typisch für eine Rückenarthrose sind u. a. Schmerzen bei verstärktem Hohlkreuz, schmerzlindernd hingegen wirkt sich ein Vorbeugen des Oberkörpers aus). Gerade in diesem Zusammenhang ist es besonders bedeutsam, richtig zu sitzen, zu schlafen und zu gehen.

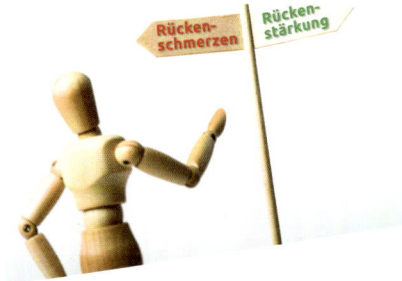

Richtiges Sitzen beugt Rückenschmerzen vor

Unser heutiger moderner Lebensstil ist durch Bewegungsmangel gekennzeichnet. Bürojobs nehmen stetig zu, wir verbringen mehr Zeit sitzend, als uns guttut, und legen im Durchschnitt weniger als einen Kilometer am Tag gehend zurück.

Mehr als zwei Drittel der Beschäftigten an Bildschirmarbeitsplätzen klagen über körperliche Beschwerden. Was in der Schulzeit beginnt (auch junge Menschen leiden vermehrt unter Rückenschmerzen), setzt sich später im Arbeitsleben fort. Der Tagesablauf wird also vorwiegend von sitzenden Tätigkeiten bestimmt, oft auf „dürftigen" Stühlen. Typisch ist dann eine falsche Sitzhaltung mit Rundrückenbildung und Überstreckung der Halswirbelsäule. Muskelverspannungen, Bewegungseinschränkungen und Haltungsschäden sowie ein zunehmender Verschleiß der Wirbelsäule (und oft eine dadurch bedingte Arbeitsunfähigkeit) sind die Folge.

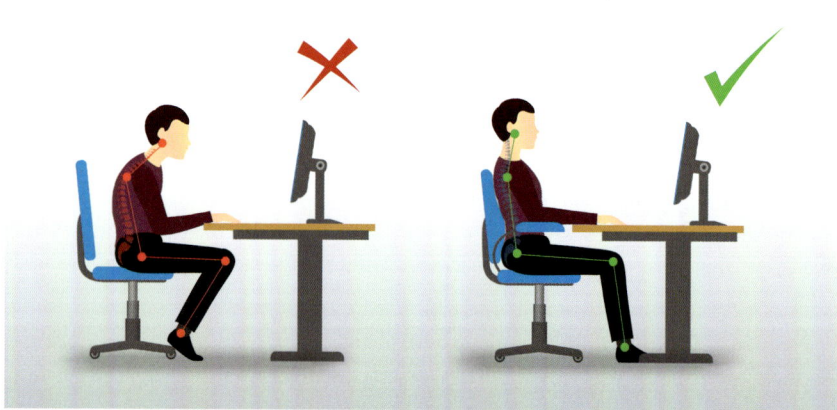

Wer falsch sitzt, arbeitet schlecht und ermüdet schnell. Vorbeugend empfiehlt sich eine rückengerechte Ausrichtung des Arbeitsplatzes. So sollte der optimale Bürostuhl ein dynamisches Sitzen ermöglichen, also einen Wechsel zwischen vorgeneigter, aufrechter und zurückgelehnter Sitzhaltung.

Längere Sitzarbeitsphasen sollten durch Bewegung unterbrochen werden. Als Faustregel gilt: die halbe Zeit sitzen – ein Viertel der Zeit stehen – ein Viertel der Zeit bewegen.

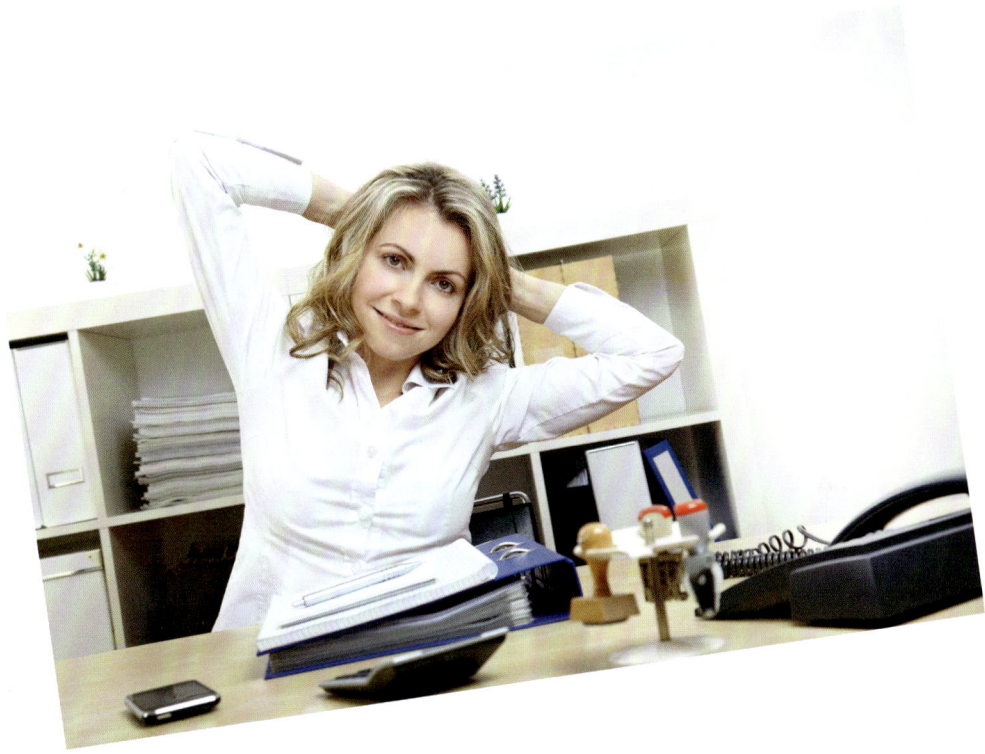

Mehr Bewegung als Schlüssel zu einem gesunden Rücken

Die Aktion Gesunder Rücken e. V. (www.agr-ev.de) gibt Tipps, wie sich Bewegung einfach in den Alltag integrieren lässt und wovon der Rücken zusätzlich profitiert:

1 So viele Schritte wie unsere Vorfahren wird ein Büroarbeiter kaum zurücklegen können. Doch jeder Schritt zählt – etwa bei einem kleinen Spaziergang nach Feierabend.

2 Sitzen, stehen und bewegen: Dies ist der Dreiklang der Büroarbeit. Zwischendurch aufstehen und ein paar Schritte gehen, das durchbricht die Sitz-Monotonie am Arbeitsplatz.

3 Bei Alltagsgegenständen muss man darauf achten, dass sie rückengerecht sind – so wird der Rücken je nach Tätigkeit entlastet oder trainiert.

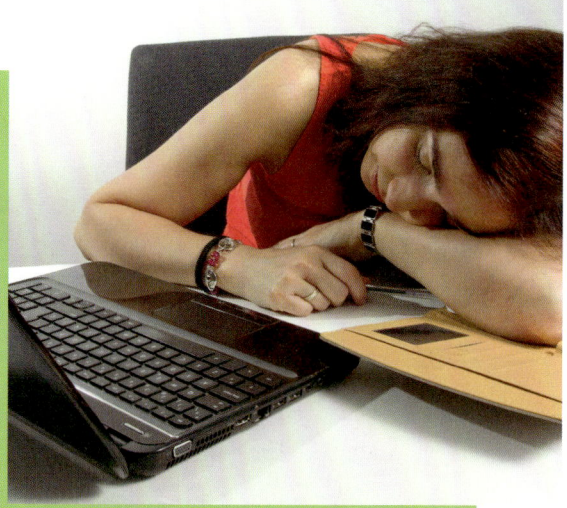

ACHTEN SIE AUF DIE RICHTIGE „SITZGELEGEN-HEIT" IM BÜRO

Die Bedeutung eines guten Bürostuhls darf nicht unterschätzt werden. Ein geeignetes Modell sollte so beschaffen sein, dass es ein dynamisches Sitzen ermöglicht, also über eine Synchronverstellung mit neigbarer Sitz- und Rückenlehne verfügt. Dann kann man sich bequem nach hinten lehnen, recken und strecken, nach vorne neigen, aufrecht hinsetzen sowie nach links und rechts drehen – bei gleichzeitiger Abstützung der Wirbelsäule. Dieses bewegte Sitzen hilft nicht nur den Bandscheiben, auch die Muskulatur ist permanent aktiv. Erforderlich für einen guten Bürostuhl sind zudem ein individuell einstellbarer Rückenlehnendruck und eine individuell anpassbare Lendenwirbelstütze, um die natürliche Form der Wirbelsäule auch beim Sitzen zu erhalten. Für die unterschiedlichen Oberschenkellängen der Nutzer ist eine nach Bedarf einstellbare Sitzflächentiefe empfehlenswert, zum Beispiel ein Schiebesitz – so kann die Gefahr von Durchblutungsstörungen und Nervenschädigungen gebannt werden. Vorteilhaft sind auch eine Sitztiefenfederung gegen Wirbelsäulenstauchungen sowie in Höhe, Breite und Tiefe anpassbare Armstützen.

Gesunder Schlaf – eine gute Prophylaxe

Ein Drittel unseres Lebens verbringen wir im Schlaf. Ohne Regeneration gibt es keine Aktivität. Nichts ist uns vertrauter als der Schlaf – und doch ist er uns fern: Er ist das unbekannte Drittel unseres Lebens. Wir denken erst darüber nach, wenn wir nicht mehr gut ein- oder durchschlafen. Bewegung ist auch im Schlaf sehr wichtig, sie unterstützt die Regeneration der Bandscheibe. Ein gesunder Mensch ändert seine Schlafposition etwa 40 bis 60 Mal pro Nacht. Bedenklich sind daher Lösungen, welche die nächtlichen Bewegungen einschränken.

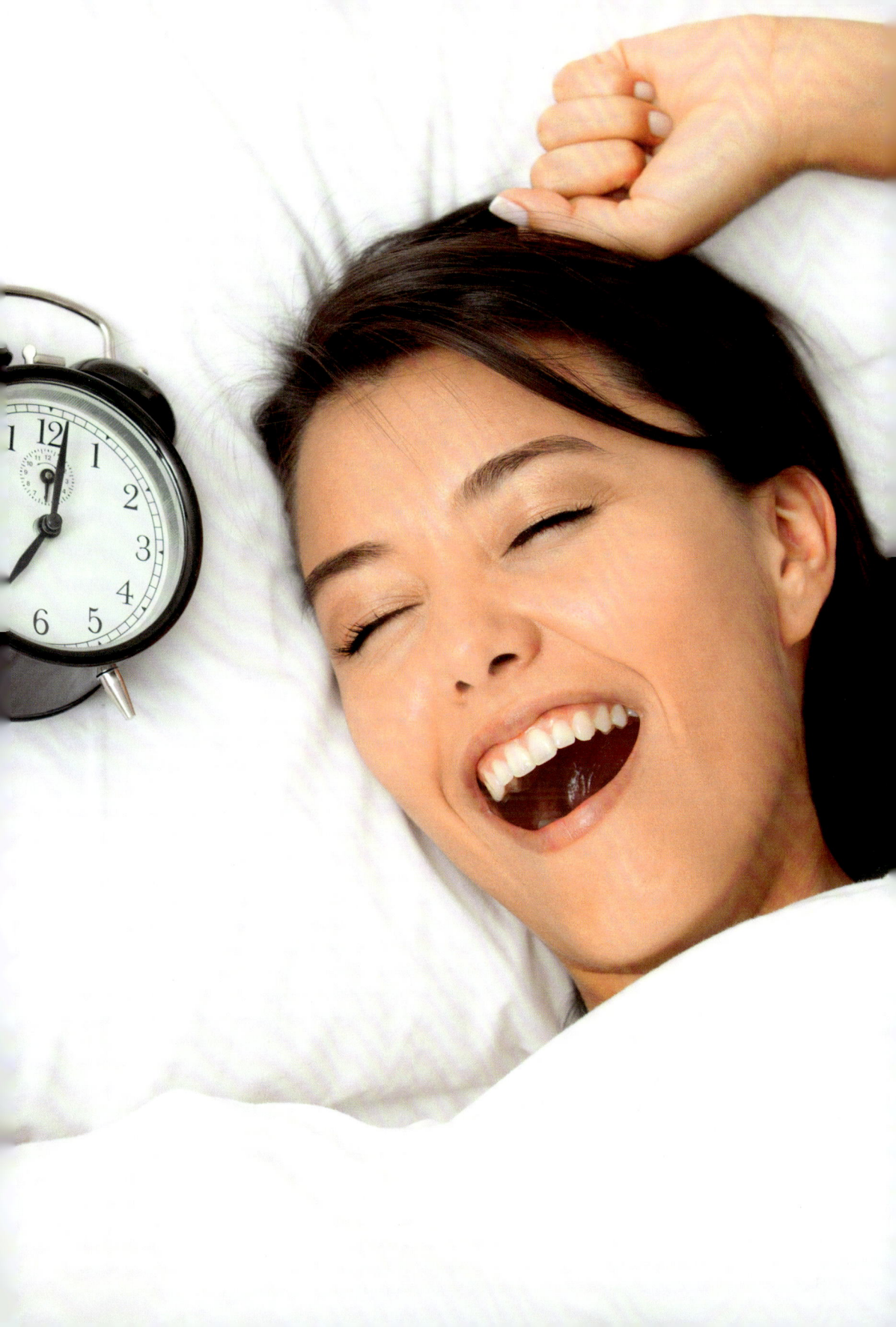

EMPFEHLENSWERT IST EIN BETTSYSTEM

Unter einem Bettsystem versteht man ein aufeinander abgestimmtes Zusammenspiel von Unterfederung (Einlegerahmen u. a.) und Matratze. Was nützt die beste Matratze, wenn sie auf einem starren Einlegerahmen liegt, was nützt ein flexibler Einlegerahmen, wenn die Matratze die positiven Stützeigenschaften nicht an den Rücken überträgt? Empfehlenswert ist auch ein kurzes (ca. 30 cm langes), verstellbares Kopfteil zur Optimierung der Anpassung des Schulter- und Armbereichs, zur Unterstützung der körpergerechten Lagerung des Kopfes und der Halswirbelsäule und damit zur Vorbeugung von Verspannungen, Kopfschmerzen und Nackenschmerzen. Sinnvoll ist auch die Möglichkeit einer Sitzstellung im Rahmen, insbesondere bei gesundheitlichen Problemen (etwa in den Beinen, bei Asthma und Grippe oder eingeschränkter Bewegungsfähigkeit) und allgemein zur Erleichterung des Ein- und Aussteigens. Das Bettsystem sollte immer individuell an Gewicht, Körperform und persönliche Bedürfnisse angepasst sein.

Wirbelsäulenfreundliches Schuhwerk

Mit zunehmendem Alter nimmt die Häufigkeit und Schwere der Fußerkrankungen zu.

In unserer Bevölkerung treten nur noch 30 Prozent der Menschen mit gesunden Füßen auf. Der Rest geht auf Knick-, Senk-, Spreiz- und Hohlfüßen durchs Leben. Der deformierte Fuß ist demnach die Regel.

Schon zu meinen Studienzeiten wurde postuliert, dass sich eine ausgeprägte Fehlstatik des Fußes über Sprung-, Knie- und Hüftgelenk sogar bis zum Rücken als Fehlbelastung auswirken kann: Fehlstatik und schmerzbedingte Fehlbelastung des Fußes können also durch eine Veränderung der Beinstatik zu schmerzhaften Verspannungen der Bein- und Rückenmuskulatur führen.

Mehr als ein Drittel unseres Lebens verbringen unsere Füße in Schuhen: Nicht passendes Schuhwerk verursacht Hautreizungen und Hauterkrankungen durch feuchtes Klima, Druckbeschwerden, Muskelverkürzungen (bei zu hohen Absätzen) und letztendlich ebenfalls Fehlhaltungen des Körpers mit negativen Auswirkungen auf die Knie- und Hüftgelenke, die Rückenmuskulatur und damit auf die Wirbelsäule.

Außerdem erhöhen „falsche" Schuhe das Unfallrisiko – man stolpert leichter oder knickt leichter um.

Bei der Schuhauswahl sollte nicht die Mode, sondern die Gesundheit im Vordergrund stehen. Der Schuh sollte geprägt sein durch eine besonders hohe Trittsicherheit und Rutschfestigkeit auf nassem Grund – und er sollte ein sicheres, rückenfreundliches und gelenkschonendes Gangbild ermöglichen.

Exakte Einlagen durch Computermessung

Normalerweise wird die Anpassung von Schuheinlagen statisch durchgeführt, es wird ein Abbild des Fußes in einer Weichschaummasse oder eine Blaupause angefertigt.

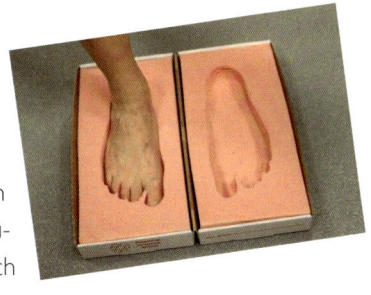

Viel genauere und exaktere Ergebnisse erlangt man jedoch durch eine Messung der Druckverteilung mit einer computergestützten Messplatte. Die Messung erfolgt sowohl statisch beim Stand- wie auch dynamisch beim Gehvorgang. Die Belastungsergebnisse werden grafisch auf dem Monitor dargestellt. Verschiedenfarbige Darstellungen zeigen auf, wenn eine erhöhte Belastung einzelner Fußbereiche besteht. Falsch- und Fehlbelastungen können so genauer erkannt und therapeutisch gezielt behandelt werden (Weichbettung, Schwielenaussparung etc.). So landen weniger eigens gefertigte, aber dennoch unpassende Einlagen im Müll.

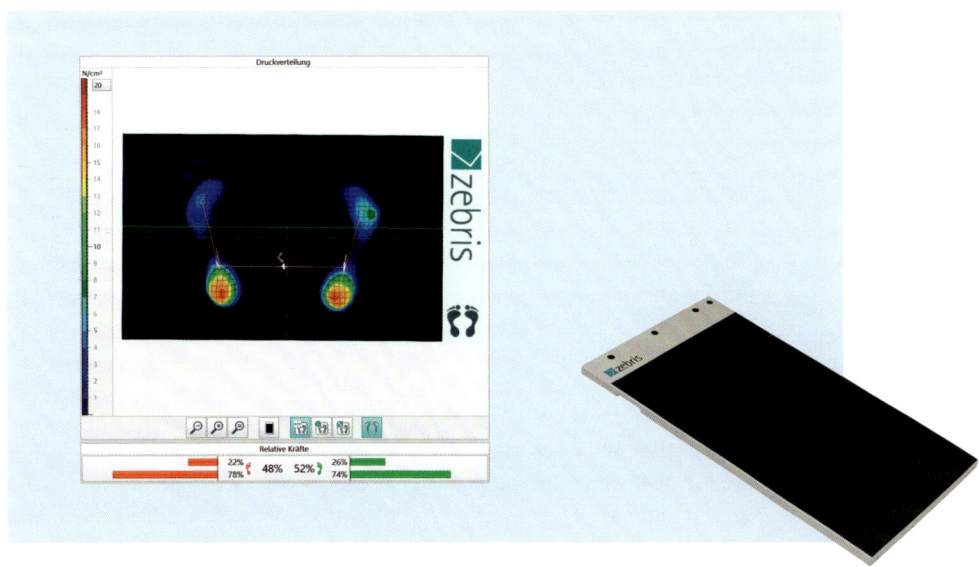

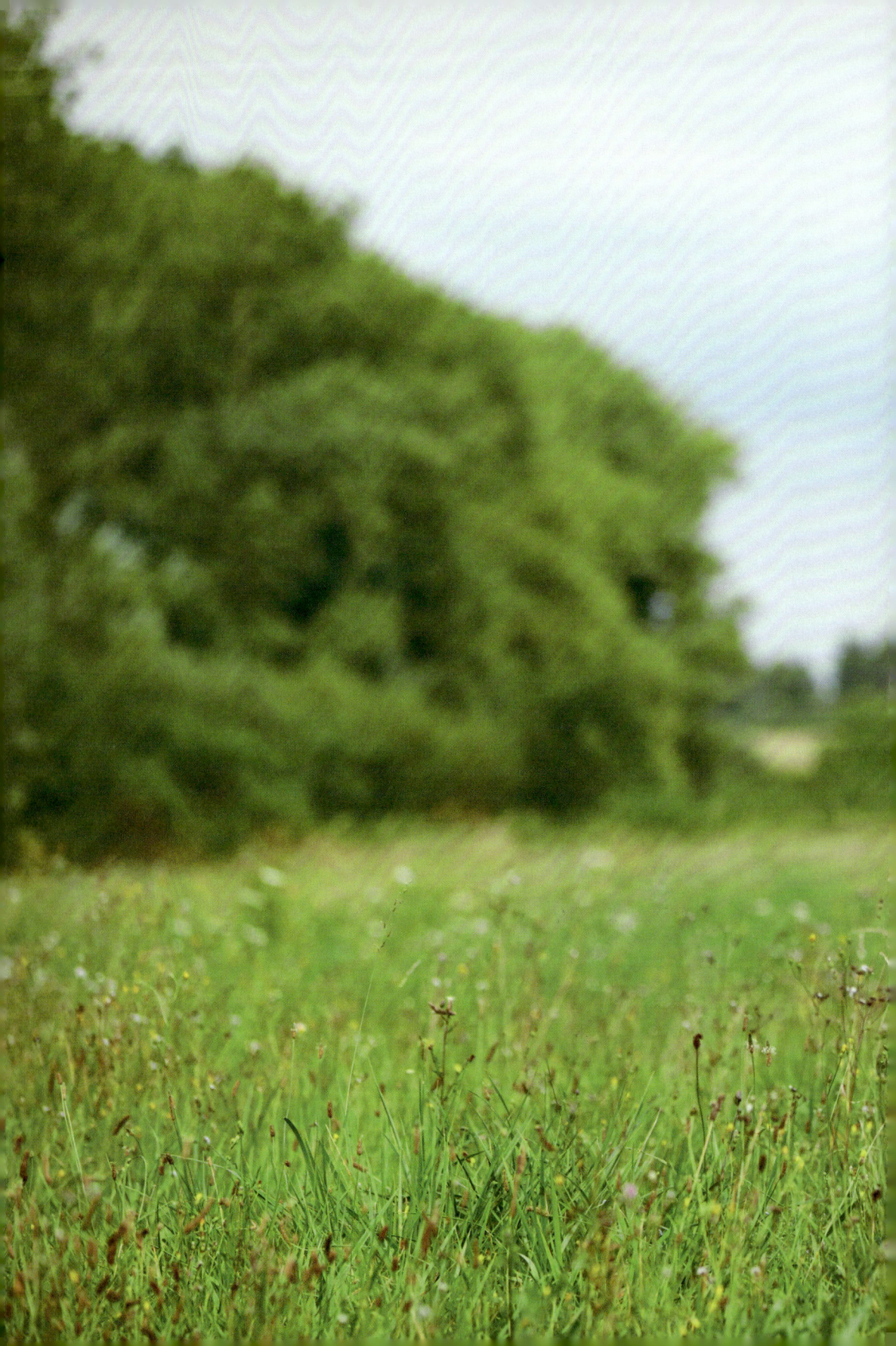

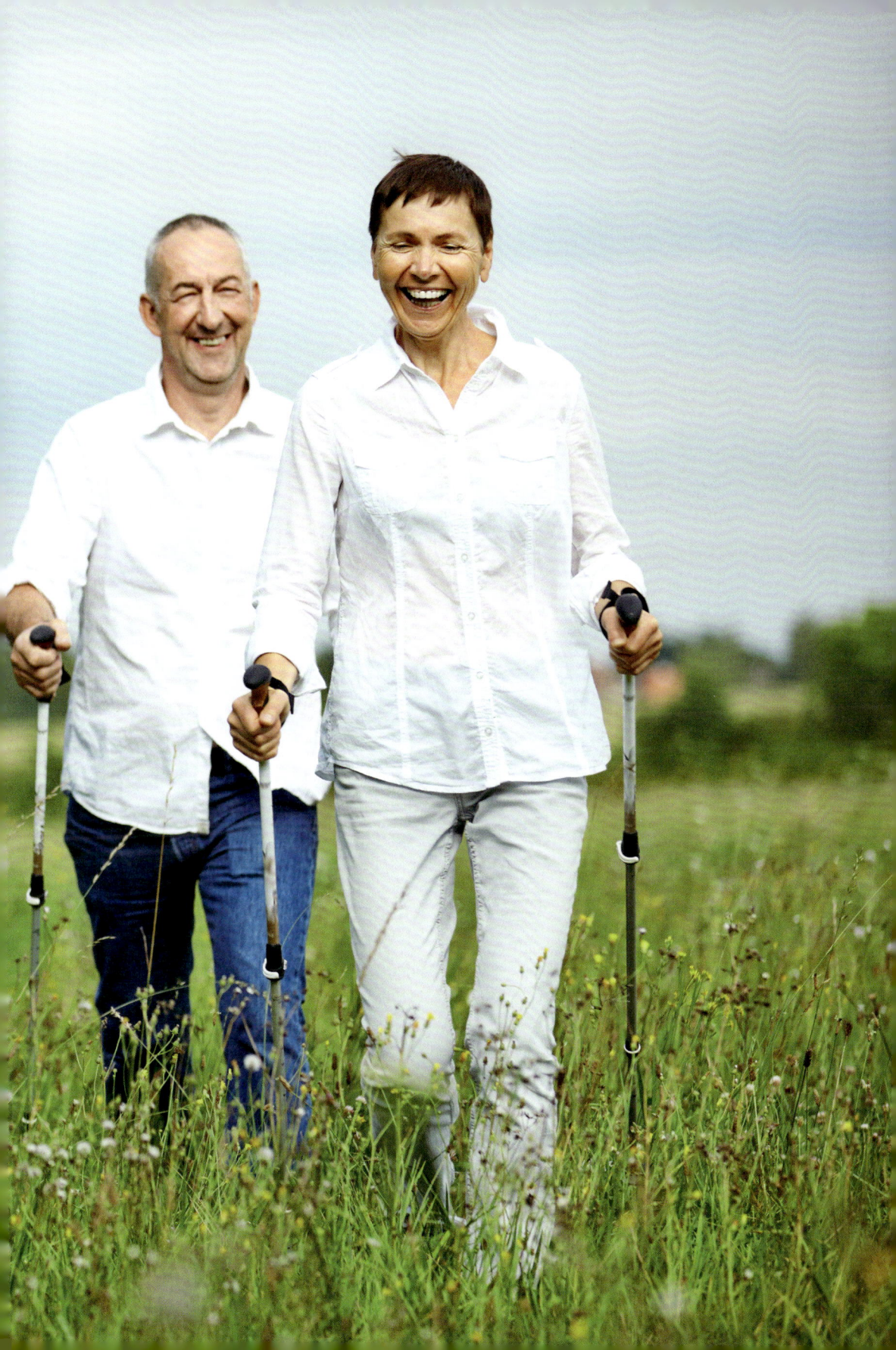

Therapieansätze und Hilfsmittel

Halten Sie Muskeln und Knochen fit – treiben Sie Sport!

NICHT NUR „GEWACKELT"

Ich erinnere mich an eine 86-Jährige, die mir berichtete, dass Sie noch täglich Gymnastik betreibe, um fit zu bleiben. Ich muss gestehen, ich dachte an „leicht mit den Armen und Beinen wackeln". Was ich dann sah, überraschte nicht nur mich, sondern auch meine Helferin: Die 86-Jährige schlug, auf dem Untersuchungsbett liegend, die Beine über den Kopf und stellte dort die Füße auf. Meine Helferin kommentierte das mit den Worten: „Das habe ich noch nie geschafft."

Was man daraus lernen kann? Bewegung und Sport sorgen für starke Muskeln und stabile Knochen. Sport und Alter schließen sich nicht gegenseitig aus. Im Gegenteil: Bewegung hilft, fit zu bleiben oder fit zu werden – und dennoch kann man nicht früh genug damit beginnen.

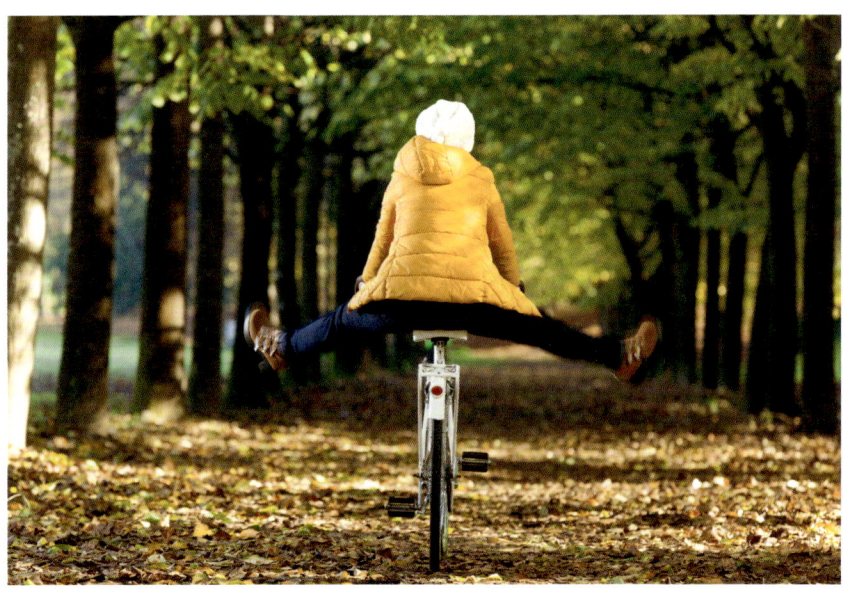

Frühzeitig den Grundstein für gesunde Knochen legen

Da die maximale Knochenmasse bis zum 30. Lebensjahr aufgebaut wird, sollte gerade in jungen Jahren ein knochenfreundlicher Lebensstil angestrebt werden. Hierzu gehören eine regelmäßige körperliche Aktivität sowie die regelrechte Versorgung des Körpers mit Kalzium und Vitamin D, womit bereits in der frühesten Jugend begonnen werden sollte. Eltern, Lehrer und Erzieher tun gut daran, die sportlichen Aktivitäten der Jugend zu fördern. Empfehlenswert ist zum Beispiel Fußballspielen: Die Kinder sind aktiv, gleichzeitig an der frischen Luft und dort der natürlichen Quelle für Vitamin D, der Sonne, ausgesetzt.

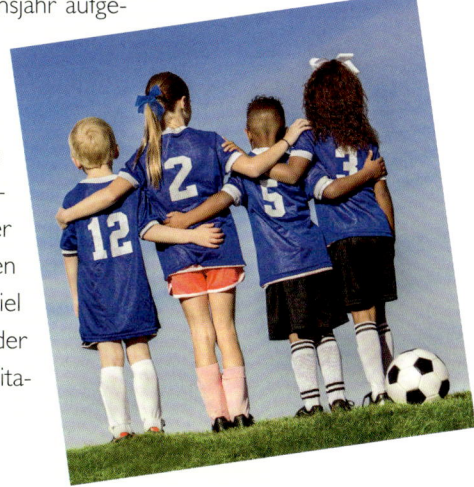

Sport ist gut für die Gelenke

Generell führt eine unzureichende Belastung der Gelenke zur Abnahme der Muskulatur und langfristig zur Schädigung des Gelenkknorpels. Sportliche Betätigung wirkt dem entgegen und hat somit auch einen positiven Effekt auf den Verlauf einer Arthrose. Die Ernährung des Gelenkknorpels wird verbessert, die das Gelenk stabilisierende Muskulatur gestärkt. Der bei Arthrose typischen „Gelenkeinsteifung" (Kontraktur) wird entgegengewirkt (und: eine geplante Gewichtsreduktion wird gefördert). Wichtig ist es aber auf jeden Fall, die geeignete Sportart zu finden.

Sport empfiehlt sich besonders für Osteoporosepatienten

Gerade denen, die unter Osteoporose leiden, sei Sport ans Herz gelegt! Wer sich zu wenig bewegt, verliert mit steigendem Alter zunehmend Muskel- und Knochenmasse und erhöht damit die Sturz- und Knochenbruchgefahr. Kraft und Beweglichkeit sind gut, Schnelligkeit, Ausdauer und Koordination zumindest noch recht gut bis ins hohe Alter trainierbar. Studien belegen: Selbst über 80-Jährige profitieren vom Krafttraining. Knochen brauchen Reize für die Stärkung der Belastbarkeit. Zu einer effektiven Osteoporosetherapie gehört daher regelmäßige körperliche Aktivität. Hierdurch lässt sich die Knochenmineraldichte erhöhen oder zumindest erhalten.

Welche Sportarten eignen sich besonders?

▶ Wirbelsäulengymnastik erhöht die Kraft in den Beinen und führt zu einer Verminderung des Sturz- und Knochenbruchrisikos.

▶ Zur Erhaltung der Knochenmasse an Wirbelsäule und Oberschenkelhals eignet sich vor allem medizinisches Krafttraining, ebenso zur Stärkung der Rücken- und Oberschenkelmuskulatur.

▶ Ausdauersport führt nicht nur zur Muskelstärkung, sondern aktiviert auch den gesamten Organismus.

▶ Bei Osteoporosepatienten, die bereits einen Wirbel-, Arm- oder Beinbruch erlitten haben, steht zunächst die Sturzvermeidung mit Koordinations- und Gleichgewichtstraining im Vordergrund. Ziel ist hier der Erhalt von Mobilität und Selbständigkeit, sinnvoll sind Sportarten, bei denen keine größere Sturzgefahr besteht, wie Wandern, (Nordic) Walking, Schwimmen, Radfahren (Ergometer) oder Ski-Langlauf.

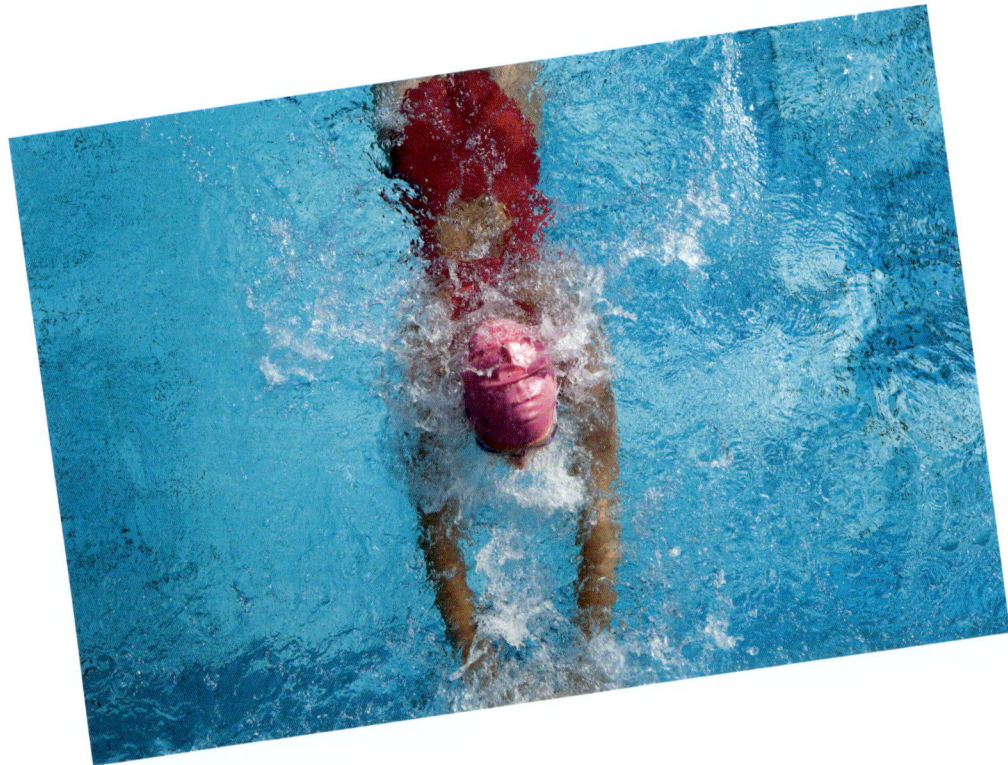

Krafttraining – viel, viel besser als sein Ruf

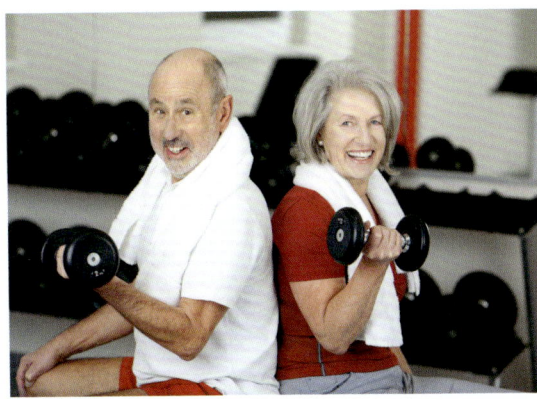

Lange Zeit galt Krafttraining als sportliche Betätigung für junge Männer und wurde oft gleichgesetzt mit Bodybuilding. Heute weiß man, dass es zur Vorbeugung und Linderung vieler Beschwerden dienen kann – Männern und Frauen, Jungen und Alten, schlanken Menschen und übergewichtigen …

Am bedeutsamsten für eine wirkungsvolle Arthroseprophylaxe bzw. zur Linderung der Beschwerden ist auf jeden Fall das medizinische Krafttraining. Es dient sowohl dem Knochen- als auch dem Muskelaufbau. Zu Beginn sollte es unter Anleitung eines erfahrenen Physiotherapeuten durchgeführt werden (der Besuch einer Rückenschule hilft zudem, die Belastungen der Wirbelsäule zu reduzieren).

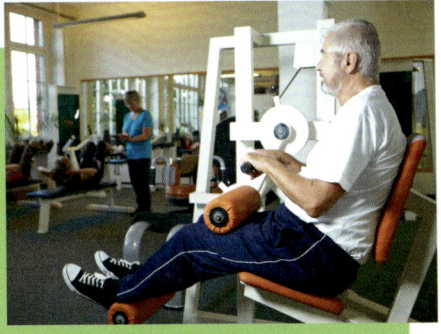

PRÄVENTION DURCH KRAFTTRAINING

Ein regelmäßig durchgeführtes Krafttraining hilft nicht nur vorbeugend, sondern auch bei bereits eingetretenen Gelenkschäden. Das Rückgrat wird durch ein gezieltes Rückentraining stabilisiert, Körperhaltung und Körperstatik werden günstig beeinflusst. Wichtig ist, dass ein individueller Trainingsplan ausgearbeitet wird, der auf die Bedürfnisse des Einzelnen zugeschnitten ist. Das Krafttraining sollte dann an modernen Geräten und unter qualifizierter Anleitung erfolgen, die Belastung mit zunehmendem Training steigen und letztlich die üblichen Alltagsbelastungen deutlich übertreffen. Zwei bis drei Trainingseinheiten pro Woche sind ratsam.

Bei Bluthochdruck riet man früher vom Krafttraining ab, weil man befürchtete, dass es zu einem Anstieg des Blutdrucks kommen könnte. Zu Unrecht! Krafttraining kann langfristig den Blutdruck genauso senken wie Ausdauersport. Grundvoraussetzung ist jedoch, dass die Technik stimmt und eine Pressatmung, also das kurzfristige Anhalten der Luft bei Belastung, vermieden wird.

Richtig durchgeführtes Krafttraining senkt den Blutdruck, stärkt unser Herz-Kreislauf-System und schützt unsere Gelenke. Positive Effekte zeigen sich auch bei Fettstoffwechselstörungen und Diabetes mellitus.

Krafttraining gegen Muskelverlust (auch im Alter)

Unser moderner, „wenig bewegter" Lebensstil führt zu Fehlbelastungen verschiedener Muskelgruppen, das Muskelgleichgewicht wird gestört. Die Folge sind Fehlbeanspruchungen und letztendlich Abnutzungen der Gelenke, also Arthrose.

Auch und gerade ältere Menschen bewegen sich in der Regel nicht genug. Die Muskulatur schwindet (der zunehmende Verlust an Muskelmasse bleibt aber leider oft unbemerkt), der Gang wird unsicher, was sich insbesondere beim Treppensteigen zeigt, das Sturzrisiko und damit die Gefahr von Knochenbrüchen steigen deutlich an. Wenig mobile Menschen, Rheumatiker und Arthrosepatienten sind besonders gefährdet.

Die beste Vorbeugung gegen schleichenden Muskelschwund und Mobilitätsverlust ist, möglichst früh mit dem Krafttraining zu beginnen. Aber selbst dann, wenn man in seinem Leben wenig oder nie Sport betrieben hat, kann man im Alter davon profitieren und seinen Gleichgewichtsproblemen wirksam begegnen sowie Koordinations- und Reaktionsvermögen stärken.

Studien zeigten, dass selbst über 80-Jährige mit dem richtigen Training einen deutlichen Kraftzuwachs erreichten. Sie konnten teilweise wieder auf Hilfsmittel verzichten und allgemein ihre Mobilität steigern bzw. rückgewinnen.

Kann ich Muskeln messen? Was ist eine Elektromyografie (EMG)?

Ebenso wichtig wie die „knöcherne" Diagnostik durch Röntgenuntersuchungen oder Knochendichtemessungen ist die Analyse des Muskelsystems, des größten und wichtigsten Funktionsmechanismus im menschlichen Körper.

Zur Beurteilung der Muskelfunktion steht der Orthopädie als Standardverfahren die Oberflächen-Elektromyografie zur Verfügung. Sie erlaubt einen „direkten Blick in den Muskel" und zeigt mit Hilfe von Oberflächenelektroden schmerzfrei und präzise an, wie aktiv dieser ist. Damit gewinnt man wichtige Informationen über abgeschwächte oder verspannte Bereiche und kann exakte Behandlungspläne erstellen. Das Therapieziel wird definiert und im Verlauf der Behandlung überprüft.

Gerade nach Verletzungen und Operationen ist das Zusammenwirken von Nerven und Muskeln oft beeinträchtigt – bei akuten, aber auch bei degenerativen (verschleißbedingten) Erkrankungen des Bewegungsapparates lässt sich mithilfe des EMG die Muskelfunktion gut erfassen. Zu empfehlen ist es aber auch bei Rückenschmerzen, die die Hals-, Brust- oder Lendenwirbelsäule betreffen. Muskuläre Ungleichgewichte, Kraft-, Instabilitäts- und Belastungsprobleme, Schmerzen und Probleme bei der Gelenkstabilisierung, Verspannungen sowie Kontraktions- und funktionelle Störungen werden sichtbar. Darauf basierend können geeignete Therapiemaßnahmen eingeleitet werden.

Da der aktuelle Befund wie auch der Therapieverlauf dokumentiert werden, findet das Verfahren zunehmend auch im Bereich der Prävention und Rehabilitation Anwendung. Hierbei können folgende Fragen geklärt werden:

▶ Ist der Muskel noch aktiv, und wie stark ausgeprägt ist seine Aktivität?

▶ Kann sich der Muskel in Ruhe, also dann, wenn er nicht benötigt wird, noch entspannen?

▶ Wie lange kann der Muskel aktiv bleiben, und wie schnell ermüdet er?

Die Untersuchung besteht aus drei Messungen (in Ruhe, bei isometrischer Anspannung und in Funktion) und dauert etwa zehn Minuten.

▶ Die Ruhetonus-Muskelmessung erfolgt in entspannter Körperhaltung, der Patient lässt hierbei die Muskulatur „locker". Hypertone („erhöhte") und dysbalancierte („unausgeglichene") Muskelpartien werden mit Referenzdaten abgeglichen.

▶ Bei der nachfolgenden isometrischen Kontraktion wird aus einer definierten Körperhaltung heraus die zu untersuchende Muskulatur willkürlich und wenn notwendig gegen einen festen Widerstand mehrere Sekunden lang angespannt. Dabei erfolgt eine automatische Analyse von Muskelatrophien und Ansteuerungsdefiziten im Rechts-Links-Vergleich.

▶ Beim abschließenden funktionellen Test wird eine definierte Bewegung ausgeführt. Dieser Teil der Untersuchung dient der Beurteilung koordinativer Defizite bei standardisierten Bewegungsabläufen.

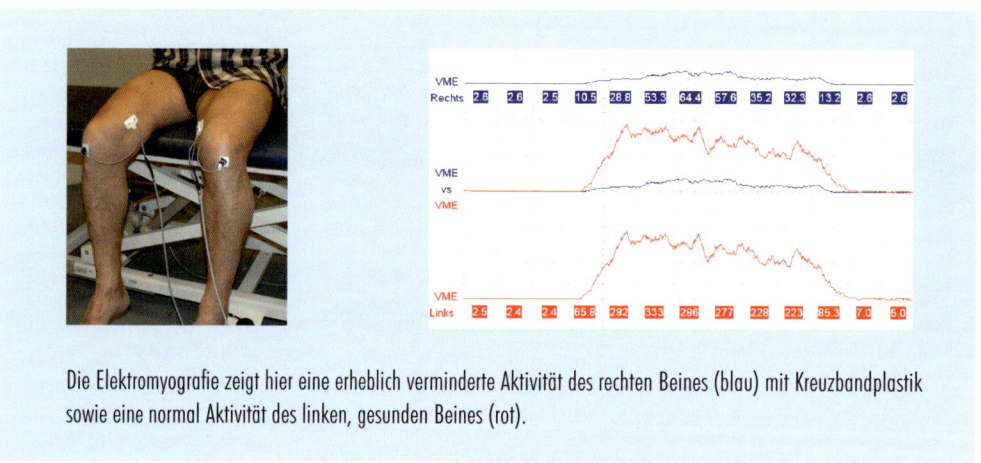

Die Elektromyografie zeigt hier eine erheblich verminderte Aktivität des rechten Beines (blau) mit Kreuzbandplastik sowie eine normal Aktivität des linken, gesunden Beines (rot).

Besteht ein Muskeldefizit, kann dieses beispielsweise durch ein batteriebetriebenes Stimulationsgerät ausgeglichen werden.

Krafttraining gegen Knochenabbau

Krafttraining wirkt sich aber nicht nur positiv auf unsere Muskelmasse aus, sondern auch auf unser Knochengerüst: Unsere Muskeln üben bei dieser Art des Trainings über die am Knochen ansetzenden Sehnen knochenaufbauende Kräfte aus. In jüngeren Jahren fördert das den Knochenzuwachs, im Alter bremst es den gefürchteten Knochenabbau und stellt auch aus diesem Grund eine gute Arthroseprophylaxe dar. Radfahren, Schwimmen und (Nordic) Walking sind zweifelsohne gut für unser Herz-Kreislauf-System, ein Krafttraining und seine positiven Folgen für unsere Muskelmasse und unser Knochengerüst können sie jedoch nicht ersetzen.

Krafttraining bei Adipositas

Auch Übergewicht ist ein Risikofaktor für die Ausbildung einer Arthrose. Krafttraining stellt eine wirksame Methode dar, Muskeln aufzubauen und gegen die überschüssigen Pfunde anzugehen: Pro Stunde verbraucht der Körper dabei etwa 400 bis 500 Kilokalorien.

Muskeln benötigen mehr Energie als Fettgewebe – diese Energieverbrennung findet nicht nur beim Training, also bei sportlicher Betätigung, sondern auch in Ruhe bzw. im Schlaf statt (aufgrund der größeren Muskelmasse ist dieser Effekt bei Männern ausgeprägter als bei Frauen). Der Ruheenergieumsatz unseres Körpers kann sich durch Krafttraining um mehr als 100 Kilokalorien täglich erhöhen.

Kommt es zum Muskelabbau, sinkt dadurch auch der Grundumsatz, das heißt, es wird weniger Energie verbraucht und die überschüssigen Kalorien führen zu einem vermehrten Fettaufbau und zu Übergewicht.

Nordic Walking – unterschätztes Ganzkörpertraining

Wir erinnern uns: Bis etwa zum 30. Lebensjahr wird die maximale Knochenmasse aufgebaut. Ab dem 40. Lebensjahr setzt der normale Knochenabbau ein. Ab dem 50. Lebensjahr nimmt unsere Muskelmasse drastisch ab. Spätestens dann ist es Zeit, etwas zu unternehmen! Eine wirksame Hilfe, dem Abbau und damit auch der – weiteren – Ausbildung einer Arthrose entgegenzuwirken, ist die Ausdauersportart Nordic Walking.

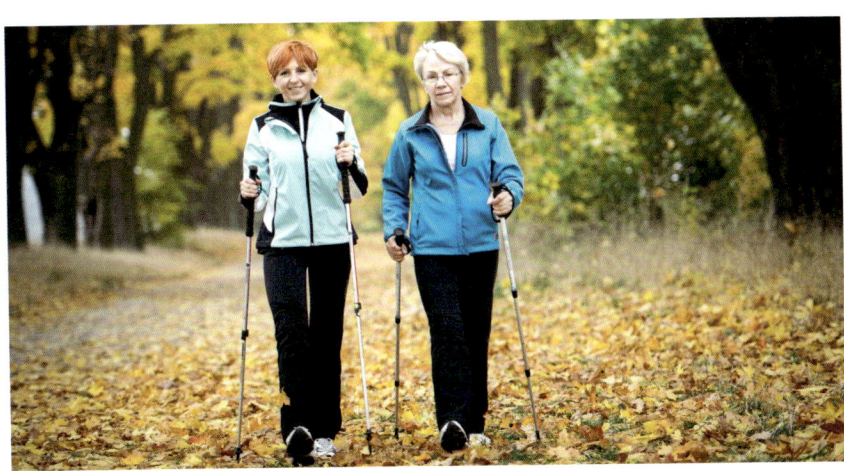

Für wen ist Nordic Walking geeignet und was sind die häufigsten Fehler?

Das „Gehen unter Benutzung zweier Stöcke" eignet sich gut für Menschen, die nie zuvor oder schon länger nicht mehr sportlich aktiv waren, und ist generell ein guter Einstieg in eine „bewegte Lebensweise". Es ist nicht nur für (ältere) Anfänger, sondern auch für sportlich ambitionierte Menschen passend, verbessert die Kondition und stärkt die Muskelmasse.

Vor allem für Untrainierte und Deutlich-Übergewichtige empfiehlt sich vor dem Start in die „Nordic-Walking-Karriere" ein Gesundheitscheck. Lassen Sie sich von Ihrem Arzt über Trainingsumfang, Trainingsdauer und Trainingsintensität beraten.

Nordic Walking ist eine Sportart für Jung und Alt. Das Problem:

Die meisten machen es falsch …

.. und üben den Sport technisch unzureichend aus – was man oft daran erkennt, dass sie die Stöcke vor sich hertragen, anstatt sie aktiv einzusetzen.

Die Bewegung sieht prinzipiell recht einfach aus. In Wirklichkeit ist das koordinierte Gehen mit Stöcken aber doch eine recht komplexe Angelegenheit, die erlernt gehört (eine gute Technik ist äußerst wichtig!). Geht man zu schnell, besteht die Gefahr, dass die Ferse zu steil aufgesetzt und das Knie durchgedrückt wird. Das hat nicht nur negative Auswirkungen auf die Kniegelenke, sondern auch auf die Hüften und den Rücken.

Viele setzen die Stöcke zu weit vom Oberkörper entfernt auf und machen zu große Schritte, andere lassen die Stöcke am Boden schleifen oder marschieren mit durchgedrückten Kniegelenken. Auch das richtige Greifen und Loslassen will gelernt sein. Generell ist bereits die Wahl der Stöcke ein wichtiger Punkt, berücksichtigt werden muss hier vor allem die Körpergröße.

Heute werden zahlreiche Kurse angeboten, mancherorts gibt es dafür sogar Unterstützung durch die Krankenkassen. Als Nordic-Walking-Instructor kann ich nur raten:

Belegen Sie einen Kurs, bevor Sie starten.

Was sind die medizinischen Aspekte von Nordic Walking?

Die medizinischen Risiken beim Nordic Walken sind im Vergleich zu anderen Sportarten äußerst gering. Die Gelenke werden ungleich weniger belastet als beim

Tennisspielen oder Joggen. Das ist insbesondere für diejenigen von großer Bedeutung, die bereits Gelenkprobleme haben.

Der entscheidende Vorteil gegenüber vielen anderen Sportarten ist die Möglichkeit, die körperliche Anstrengung und das Tempo individuell – dem Alter und der Fitness entsprechend – anzupassen: Einsteiger und Übergewichtige können also beispielsweise langsamer starten und sich dann allmählich steigern.

Die positiven Auswirkungen auf die Gesundheit jedenfalls sind vielfältig. Nordic Walking kann zum Beispiel beim Abnehmen helfen (der Fettabbau wird angekurbelt und der Stoffwechsel angeregt) – auch wenn das Training nicht so anstrengend erscheint, ist es dennoch äußerst effektiv. Regelmäßig ausgeübt löst Nordic Walking Verspannungen und stärkt die Muskulatur, speziell in Armen und Beinen sowie Rücken und Bauch, und wirkt schon deshalb einer Arthrose entgegen. Es reguliert den Blutdruck und hilft beim Stressabbau. Außerdem stärkt es das Herz-Kreislauf- sowie Immunsystem und schult die Koordinationsfähigkeit.

Insgesamt trägt Nordic Walking zu einem besseren Allgemeinbefinden bei – was nicht zuletzt auch der Tatsache geschuldet ist, dass man es im Freien ausübt und gerne auch in der Gruppe (man kann aber auch gut alleine „nordic walken").

WIE MOTIVIERT MAN SICH RICHTIG?

▶ Der erste Schritt zu mehr Bewegung ist immer der schwierigste. Nordic Walking macht diesen Schritt jedoch relativ einfach, denn es erlaubt, nebenbei „kommunikativ zu sein": Gerade bei Anfängern ist es zur Steuerung der Belastungsfähigkeit oft wichtig, dass während der Sportausübung noch eine Unterhaltung möglich ist. Die Ausübung in einer Gemeinschaft fördert zudem die Motivation und spornt an …

▶ Setzen Sie sich Ziele, aber bleiben Sie dabei realistisch und übertreiben Sie nicht: Spaß zu haben sollte oberste Priorität bleiben. Die Tatsache, nicht ins Ziel gekommen zu sein, wirkt außerdem nur frustrierend. Auf Anhieb zehn Kilometer zu gehen, das ist sicher nicht gesund – vergleichen Sie sich also nicht mit anderen!

▶ Was eine eventuell angestrebte Gewichtsreduktion betrifft: Bleiben Sie am Boden und werten Sie den Verlust von etwa zehn Prozent Ihres Körpergewichtes binnen eines Jahres als guten Erfolg – und später auch die Tatsache, dass Sie Ihr Gewicht halten!

Das E-Bike erhöht die Lebensqualität

Nicht jedem ist es vergönnt, bis ins hohe Alter geistig und körperlich fit zu bleiben – wie jener 91-Jährige, der mich wegen seiner Knieprobleme aufsuchte. Er hatte trotzdem den – nicht gerade kurzen – Weg in meine Praxis mit dem eigenen Fahrrad zurückgelegt.

Fahrradfahren ist so beliebt wie nie zuvor – und das bei allen Altersgruppen. Jüngere Menschen legen mehr Wert auf den sportlichen Aspekt, ältere dagegen werden eher aufgrund der gesundheitlichen Vorteile (Prävention, Rehabilitation) aktiv. Für viele kommt das klassische Fahrradfahren aber nicht mehr in Frage: Hier bietet das E-Bike eine hervorragende Alternative zum rein muskelbetriebenen Rad. Es kann trotz gesundheitlicher Einschränkung die Lebensqualität deutlich verbessern und helfen, wieder mobil und fit zu werden. Vor allem Menschen mit Knieproblemen und jene, die Herz und Kreislauf nicht voll belasten dürfen, profitieren von seinen Möglichkeiten. Auch älteren Menschen, die aus physischen oder psychischen Gründen länger nicht Rad gefahren sind, erleichtern Sie den Wiedereinstieg in eine gesundheitsfördernde Sportart.

Wie sieht das richtige E-Bike aus?

Der Zusatzantrieb läuft nur, wenn der Fahrer in die Pedale tritt, je nach Fahrmodus unterschiedlich stark. Die elektrische Tretunterstützung sollte gemäß den AGR-Richtlinien (Aktion Gesunder Rücken, www.agr-ev.de) Radfahrern mit geringer Kraftanstrengung eine Mindestreichweite von 40 km ermöglichen.

Was fürs Auto gang und gäbe ist, nämlich Sitzkomfort, Bedienungsfreundlichkeit und eine Technik im Dienst des Fahrers, das muss auch für E-Bikes gelten. Nur das richtige Produkt ist ein Garant für Freude am gesunden Fahren. Wichtig ist unter anderem, dass sich der Akku leicht entfernen und getrennt vom E-Bike aufbewahren, laden und transportieren lässt. Dies ist insofern wichtig, da das Gewicht des Akkus relativ hoch ist und das E-Bike ohne Akku deutlich leichter über eine Kellertreppe oder auf den Fahrradträger gehievt werden kann.

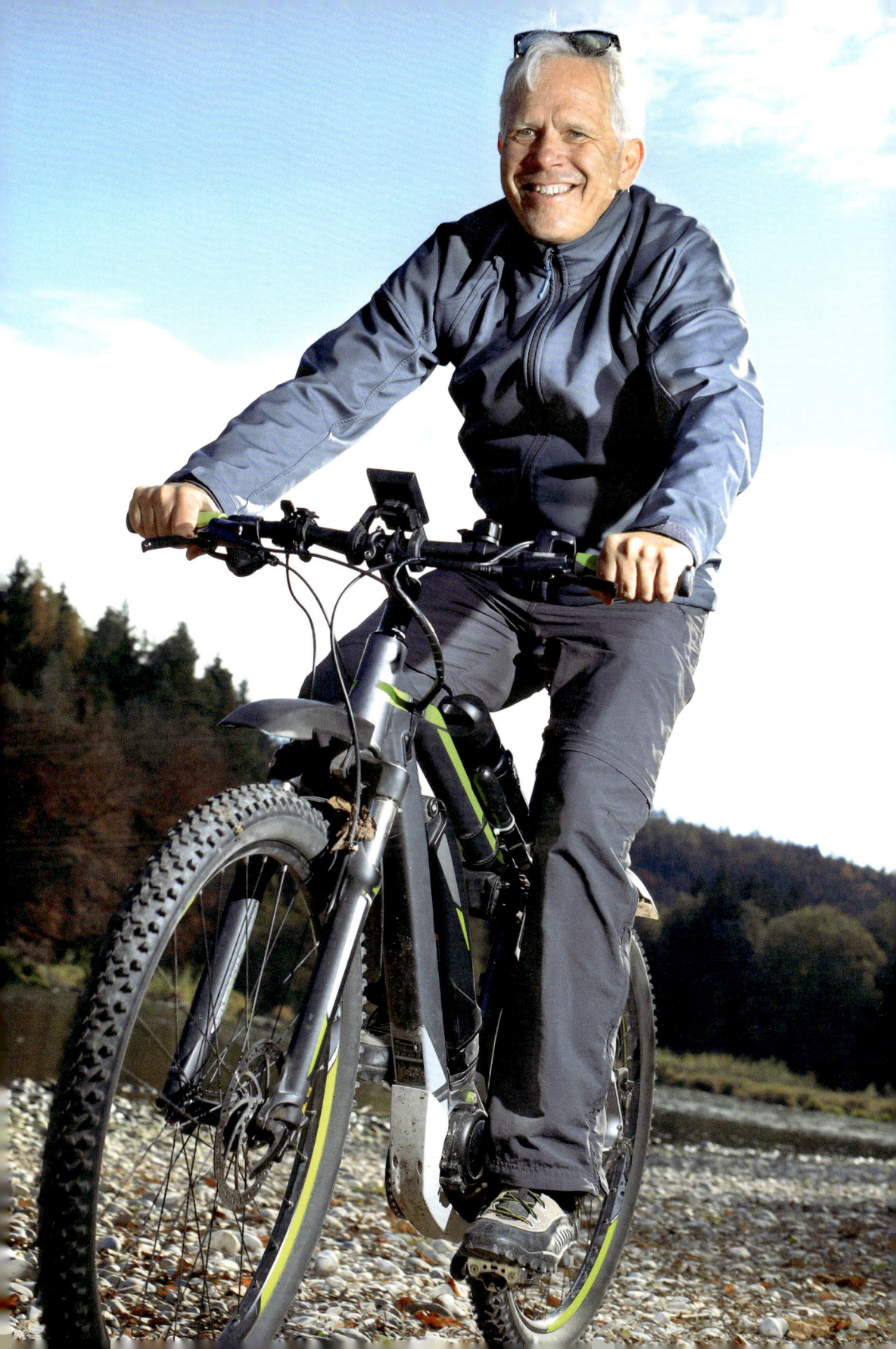

KONSERVATIVE THERAPIEANSÄTZE
Medikamentöse Therapie

Arthrosepatienten leiden häufig unter Schmerzen, die leider im Krankheitsverlauf noch zunehmen. Im akuten Stadium sind Schmerzmittel hilfreich, aber als Dauerlösung sind sie aufgrund ihrer Nebenwirkungen sicherlich nicht geeignet.

➡ NSAR-Behandlung

Zur wichtigsten Medikamentengruppe gehören beim Thema Arthrose die sogenannten nichtsteroidalen Antirheumatika (NSAR). Die am häufigsten verordneten Wirkstoffe sind Diclofenac und Ibuprofen. Zur Schmerzlinderung sollten insbesondere ältere Betroffene nur für kurze Zeit NSAR erhalten. Ursächlich ist unter anderem das erhöhte Risiko für Magen-Darm-Blutungen und die Gefahr von Herz-Kreislauf-Erkrankungen.

➡ Kortikoide

Zur Schmerzbekämpfung bei Arthrose werden häufig auch Kortikoide eingesetzt. Der bekannteste Vertreter dieser Gruppe ist das Kortison. Kortikoide haben entzündungshemmende Eigenschaften – bei einem gereizten, angeschwollenen, entzündeten Gelenk macht ihr Einsatz daher durchaus Sinn, sie können die Beschwerden kurzfristig deutlich vermindern. Wenn die Injektion direkt in das betroffene Gelenk erfolgt, können die Nebenwirkungen gering gehalten werden.

Grundsätzlich sollte man über mögliche Nebenwirkungen informiert sein, insbesondere über die Langzeitfolgen einer Kortisontherapie: Das Medikament schwächt unser Immunsystem und sollte etwa bei Magen-Darm-Geschwüren nicht eingenommen werden. Zudem kann Kortison schon nach wenigen Monaten unsere Knochen derart schädigen, dass es zur Ausbildung einer Osteoporose kommt – und möglicherweise zu deren gefürchteten Folgen wie einer gesteigerten Anfälligkeit für Knochenbrüche.

GEZIELTE LOKALE SPRITZE

Die Kernspintomografie des Kniegelenkes eines befreundeten Physiotherapeuten zeigte bereits eine deutliche Schädigung des Innenmeniskus sowie arthrotische Veränderungen an der Innenseite des Kniegelenkes inklusive Verschmächtigung des Knorpelüberzuges. Eigentlich wollte ich eine Gelenkspiegelung veranlassen, die Überweisung hierzu hatte ich bereits überreicht. „Hey Doc, sollen wir es nicht erstmal wie früher mit einer Spritze versuchen", meinte der Patient. Ich ging auf seinen Vorschlag ein – mein Freund ist bis heute beschwerdefrei. Eine Operation hat nicht stattgefunden.

Wie dieses Beispiel zeigt, kann eine gezielte Spritze, beispielsweise an Meniskusbasis und Gelenkkapsel, wahre Wunder bewirken – mitunter stellt sie also eine äußerst wirksame Behandlungsmaßnahme dar. Die Verabreichung der Spritze kann unter Verwendung sehr feiner Nadeln erfolgen und ist deshalb nicht besonders schmerzhaft. Durch das injizierte Lokalanästhetikum (örtliches Betäubungsmittel) wird eine direkte schmerzstillende Wirkung erreicht. Diese ist zwar zeitlich befristet, aber der Teufelskreis aus Schmerzen, erhöhtem Muskeltonus und vermehrter Anspannung ist zumindest durchbrochen, wodurch letztendlich auch eine länger andauernde Schmerzlinderung erreicht werden kann.

Ein weiterer Vorteil dieser Behandlungsmaßnahme ist, dass begleitende physiotherapeutische Therapien schmerzfrei durchgeführt werden können.

➔ *Hyaluronsäure – Schmiere gegen Gelenkverschleiß*

Im Jahr 2009 hatte es mein eigenes Knie erwischt: Ich musste meine Tätigkeit mit einer Gehstütze ausüben. Ein Aushängeschild für meine orthopädische Praxis war ich damals bestimmt nicht: übergewichtig, das Knie „hinterherschleifend", weil durch Arthrose gepeinigt. Ständig stellten meine Patienten bohrende Fragen. Dann kam mir die rettende Idee: Hyaluronsäure! Was meinen Patienten hilft, kann für mich nur gut sein, dachte ich. Und wirklich – Spritze für Spritze ging es mir besser.

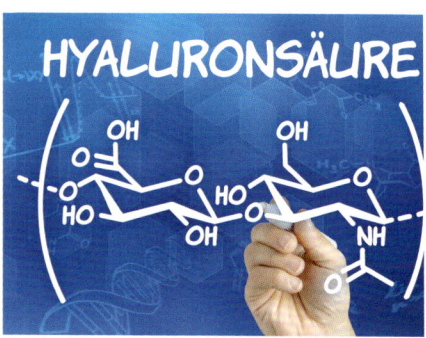

Hyaluronsäure ist eine natürliche Substanz, die in unseren Gelenken selbst gebildet wird. Sie ist ein wichtiger Bestandteil der Gelenkflüssigkeit, wird als Schmiermittel benötigt und hemmt zudem die Aktivität der knorpelabbauenden Enzyme. In einem verschlissenen, arthrotischen Gelenk sind Qualität und produzierte Menge der Hyaluronsäure herabgesetzt, was logischerweise die Schmier- und Stoßdämpferfunktion der Gelenkflüssigkeit beeinträchtigt – Belastung und Verschleiß nehmen stetig zu, dabei gilt es gerade das zu verhindern.

Durch die intraartikuläre, das heißt direkt in das Gelenk erfolgte, Injektion wird die Hyaluronsäure unmittelbar in den „Ort des Geschehens" gespritzt und kann dort, wo sie benötigt wird, ihre Wirkung als Schmier- und Gleitmittel entfalten und die stoßdämpfende Eigenschaft des Gelenkknorpels fördern. Die Gelenkbeweglichkeit wird verbessert, und der Knorpel und die Knochen werden bei Belastung geschützt. Auch der Bedarf an Schmerzmitteln, inklusive all ihrer schädigenden Nebenwirkungen für Magen, Darm oder Herz, wird reduziert. Aktuelle Studien zeigen, dass der Einsatz von Hyaluronsäure eine Operation hinauszögern oder sogar verhindern kann. Im November 2015 teilten die Deutsche Gesellschaft für Orthopädie und Unfallchirurgie (DGOU) und der Berufsverband für Orthopädie und Unfallchirurgie (BVOU) in einer Stellungnahme mit, dass die Therapie mit Hyaluronsäure als intraartikuläre Injektion ein wichtiger Bestandteil der konservativen Arthrosetherapie ist.

Physikalische Therapie

Physikalische Maßnahmen haben in jedem Stadium der Arthrose eine große Bedeutung. Hierzu gehören Thermo-, Elektro-, Hydro-, Physio- und Bewegungstherapie sowie Massage. Ziel einer physikalischen Therapie ist es, für eine Muskelentspannung, Gelenkfunktionsverbesserung, Schmerzlinderung und Durchblutungsförderung zu sorgen.

Kalt oder warm?
Bei chronischen Reizzuständen tut eher Wärme gut. Sie erweitert die Blutgefäße, entspannt die Muskulatur und schützt die Sehnen. Zur Behandlung von Reizungen „rund um die Arthrose" eignen sich beispielsweise Wärmepflaster, -salben, -wickel, -bäder oder -packungen bzw. Heizkissen. Die Anwendung sollte stets ober- und unterhalb des Gelenkes erfolgen.

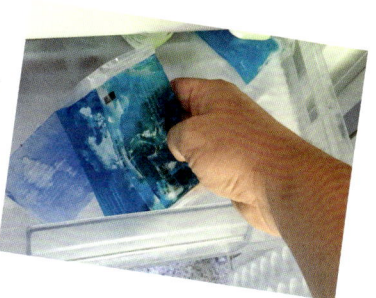

Bei Entzündungen oder Schwellungen wäre Wärme eher schädlich. Eine Kühlung ist deshalb bei akuten, entzündlichen Reizzuständen und Schwellungen des Gelenkes angeraten. Sie sorgt für eine Verengung der Blutgefäße, vermindert den Blutfluss und sollte direkt am Gelenk erfolgen. Ziel ist die Abschwellung und Schmerzlinderung.

Vorsicht! Wird ein Körperareal zu lange mit Eis behandelt, kommt es unter Umständen zu einer unerwünschten Überreaktion. Zunächst tritt eine Vasokonstriktion (Gefäßverengung) auf, mit nachfolgender Gefäßerweiterung. Dies führt dann zu einer lange anhaltenden und nicht gewollten vermehrten Durchblutung.

Werden Sie aktiv!

Das Wort Physiotherapie ist von den griechischen Wörtern physis (für Natur) und therapeia (für Pflege, Heilung) abgeleitet. Die Physiotherapie kann als Einzelgymnastik oder als Gruppenbehandlung durchgeführt werden. Ziel ist es, die physio-

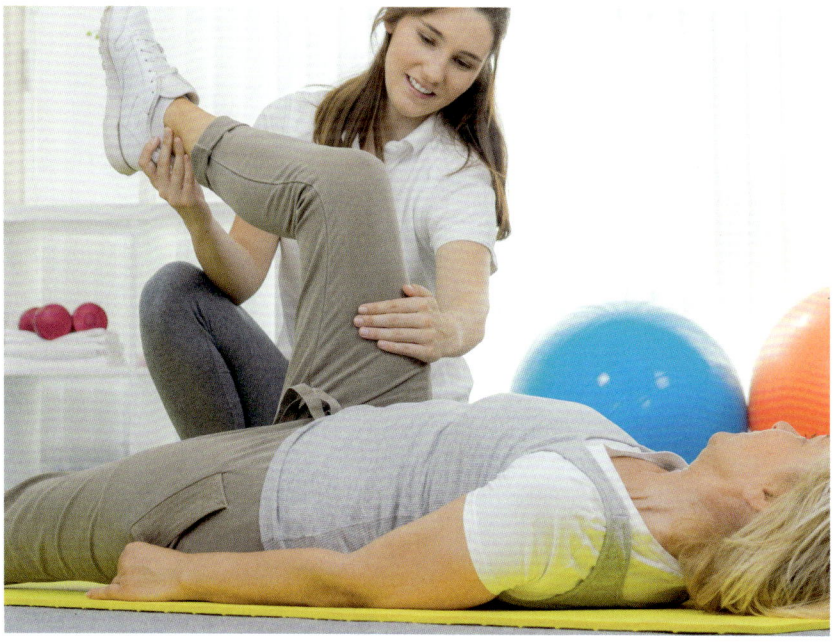

logischen Bewegungsabläufe wiederherzustellen, Schmerzen zu lindern, verkürzte Muskeln zu dehnen und das betroffene Gelenk durch eine gestärkte Muskulatur zu stabilisieren.

Therapie mit Strom

Eine Elektrotherapie wird oft auch als Reizstrombehandlung bezeichnet und gerne bei Arthroseschmerzen eingesetzt. Folgende elektrotherapeutische Verfahren sind hierbei von Bedeutung:

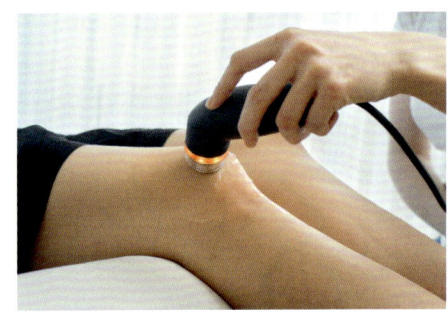

▶ Die Jontophorese bietet die Möglichkeit, die Eindringtiefe einer auf die Haut aufgetragenen Heilsalbe zu steigern. Dies gelingt mittels eines schwachen Gleichstroms. Die Salbe wird unter einer Elektrode aufgetragen und gelangt dann zielgerichtet an das „gereizte" Gewebe. Sie wirkt hier entzündungshemmend, schmerzlindernd und abschwellend. Nicht durchgeführt werden darf die Jontophorese bei einer Thrombose, einer Versorgung mit Metallimplantaten bzw. Herzschrittmachern oder akuten Entzündungen.

▶ Die transkutane elektrische Nervenstimulation, die sogenannte TENS-Therapie, dient ausschließlich der Behandlung von Schmerzen. Kleine tragbare und batteriebetriebene Medizingeräte erzeugen Ströme, die die Erregungsleitung der schmerzleitenden Nervenfasern hemmen. Am betroffenen Gelenk werden dabei Elektroden auf die Haut geklebt.

▶ Die Hochvolttherapie bewirkt eine Schmerzlinderung und Muskelentspannung und ist somit auch bei Schmerzzuständen und schmerzhaften Verschleißerscheinungen indiziert. Sie ist auch bei Metallimplantaten, beispielsweise nach „verschraubten" Knochenbrüchen und Prothesen, einsetzbar.

▶ Auch Ultraschall kann bei schmerzhafter Arthrose eingesetzt werden. Dabei wird eine Tiefenwärme des Gewebes erzeugt. Ultraschall wirkt schmerzlindernd, muskelentspannend und durchblutungsfördernd und kann zudem „Gewebeverklebungen" lösen.

ALTERNATIVE THERAPIEANSÄTZE

Naturheilmittel in der Orthopädie – immer gefragter

Heutzutage besteht eine große Nachfrage informierter Patienten (Internet!) nach kompetent angebotenen, etablierten naturheilkundlichen Therapieverfahren. Dies beruht angesichts zunehmender Umweltbelastungen und Stressbedingungen nicht zuletzt auf einem wachsenden Anteil an Menschen mit Befindlichkeitsstörungen, Fibromyalgiesyndromen, psychovegetativen Erschöpfungszuständen sowie nicht mehr eindeutig zuzuordnenden Krankheitserscheinungen, welche durch das „schulmedizinische Raster" fallen. Hieraus resultiert ein intensives Bedürfnis nach wirksamen Heilmethoden und aktiver Gesundheitsvorsorge.

Durchblutungsstörungen, Schwindel oder Tinnitus können beispielsweise effektiv naturheilkundlich und meist ohne unerwünschte Nebenwirkungen behandelt werden – auch bei unfallbedingten, entzündlichen und verschleißbedingten Prozessen des Stütz- und Bewegungsapparates hat man damit gute Erfahrungen gemacht.

> Nicht jede alternative (Selbst-)Therapie, die mir in meinem „orthopädischen Dasein" begegnet, kann ich allerdings gutheißen: Ein Patient, Mitte 70, legte die Trainingsstrecke Trier–Koblenz (das sind über 100 km) regelmäßig am Wochenende zu Fuß zurück, inklusive Übernachtung im Wald. Er konnte nicht verstehen, dass ich seine „Begleittherapie" nicht unterstützte, nämlich die tägliche Aufnahme eines Glases geschmolzener Butter als Geheimwaffe.

Vitalstoffe für das Arthrosegelenk

➡ *Chondroitin und Glucosamin*

Der Knorpel überzieht die Gelenkoberfläche, sorgt für die Beweglichkeit der Gelenke und puffert Stöße ab. Er besteht aus „lebenden" Knorpelzellen und der von ihnen gebildeten außerhalb dieser Zellen gelegenen Matrix mit den wichtigen Bestandteilen Chondroitin und Glucosamin (Teil der benötigten Hyaluronsäure). Im Alter nimmt die Anzahl der Knorpelzellen ab und damit die Funktionsfähigkeit des Knorpels.

Viele Studien zeigen, dass durch eine regelmäßige Einnahme von Glucosamin und Chondroitin eine Schmerzverminderung, eine Verbesserung der Gelenkbeweglichkeit und eine Verlangsamung der Arthroseentwicklung erreicht werden kann.

Bei der Therapie einer Arthrose des Kniegelenkes werden von der EULAR (der Europäischen Rheumaliga) Chondroitin und Glucosamin mit dem höchsten Empfehlungsgrad I A eingestuft.

Für die Verwendung als Nahrungsergänzungsmittel wird Chondroitin aus Knorpelgewebe von Rindern, Schweinen, Walen und Haifischen gewonnen. Die übliche Tagesdosis beträgt 800 bis 1200 mg. Glucosamin-Substitutionspräparate werden aus Krustentieren wie Krabben und Garnelen gewonnen. Die übliche Dosierung beträgt 800 bis 1500 mg täglich. Häufig wird Glucosamin mit Chondroitin kombiniert.

➡ Kollagen-Hydrolysat und Trinkgelatine

Kollagen-Hydrolysat ist reines Eiweiß, das für die Stabilität und den Aufbau des Knorpels von Bedeutung ist. Hierbei ist es wichtig, dass die für den Knorpel wichtigen Aminosäuren ausreichend vorhanden sind. Im Gegensatz zur normalen Gelatine ist Kollagen-Hydrolysat wasserlöslich. In Studien reduziert es bei Arthrose Schmerzen und somit den Schmerzmittelbedarf.

Ferner kann spezielle Trinkgelatine, die in ihrer Zusammensetzung den Aminosäuren des Gelenkknorpels, des Bindegewebes und der Knochen sehr ähnlich ist, zur Schmerzreduktion und Besserung der Gelenkbeweglichkeit führen.

➡ Schwefel und seine Bedeutung für unsere Gelenke

Die gesundheitsfördernde Wirkung von Schwefel ist schon seit Jahrhunderten bekannt, bereits bei den Römern waren Schwefelheilquellen beliebt. Heutzutage finden sie ihren Einsatz in der Behandlung chronischer Erkrankungen unseres Stütz- und Bewegungsapparates, insbesondere bei verschleißbedingten und entzündlichen Gelenkerkrankungen.

Methylsulfonylmethan (MSM) ist eine organische Schwefelverbindung, die sich in geringen Mengen in tierischen und pflanzlichen Lebensmitteln, beispielsweise in Tomaten, Milch und Kaffee findet. MSM wirkt entzündungshemmend und schmerzlindernd, ebenso muskelentspannend und abschwellend. Es findet zunehmend als Nahrungsergänzungsmittel bei Arthrose Verwendung. Man sollte aber nicht erwarten, dass – wie das bei Schmerzmitteln der Fall ist – die Wirkung binnen Minuten eintritt, es kann schon einige Wochen dauern, bis es zu einer deutlicheren Linderung kommt. Wenn man jedoch die möglichen Nebenwirkungen herkömmlicher Schmerzmittel berücksichtigt, so ist MSM schon einen Versuch wert (auch wenn dadurch vielleicht „nur" der Schmerzmittelbedarf gesenkt werden kann). Sinnvoll ist eine Kombination mit Glucosaminsulfat, Chondroitinsulfat und Hyaluronsäure.

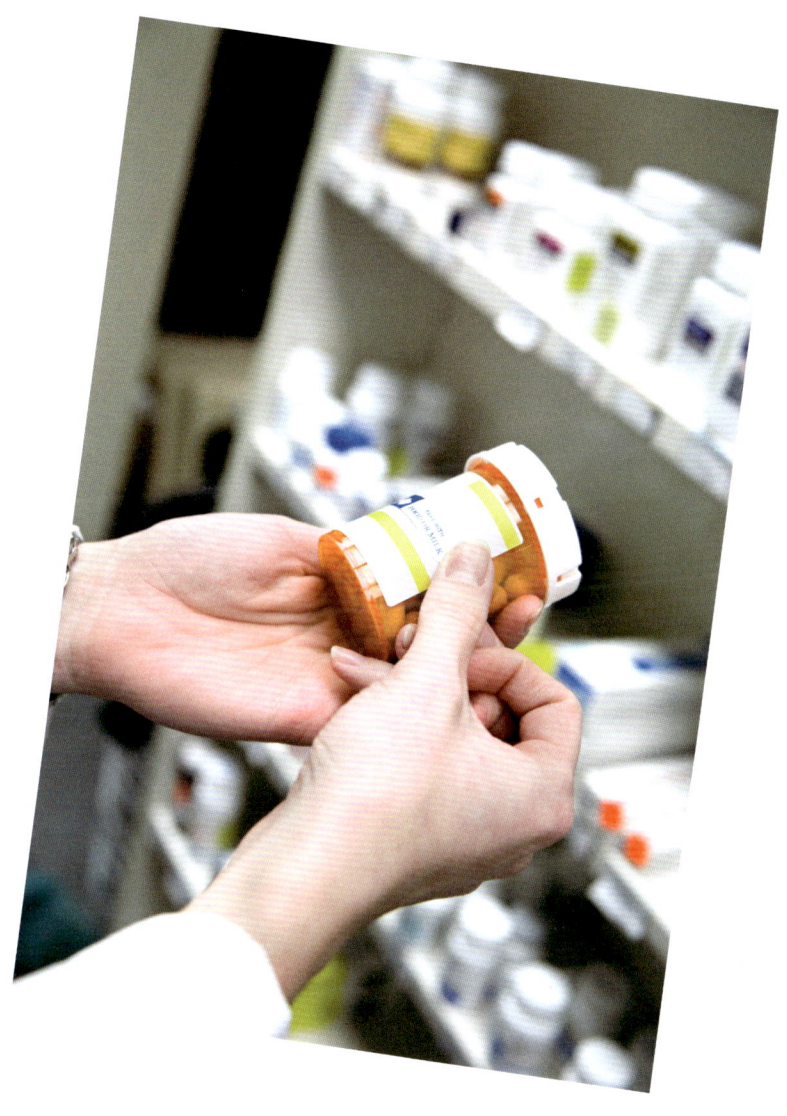

Phytotherapie (Pflanzenheilkunde)

Die Phytotherapie ist eine der ältesten Therapieformen: Arzneimittel sind hier Pflanzen, Pflanzenteile oder pflanzliche Bestandteile.

➡ Weihrauch gewinnt an Bedeutung

Weihrauch (Boswellia) hat eine jahrtausendealte Tradition als Heilpflanze und wird zum Beispiel in der ayurvedischen Heilkunde bei Gelenkschmerzen eingesetzt. Charakteristisch sind die darin enthaltenen Boswelliasäuren.

Das Harz des indischen Weihrauchs (Boswellia serrata) findet in unseren Breiten zunehmend therapeutische Beachtung. Aufgrund seiner entzündungshemmenden und schmerzlindernden Wirkung wird es bei der aktivierten Arthrose angewandt. Man sollte allerdings auf die Reinheit des Präparates achten.

> Es lohnt sich, immer ein offenes Ohr zu haben, auch an „ungewöhlichen" Orten: Bei einem Orthopäden-Kongress in Baden-Baden erfuhr ich zum Beispiel von der Heilwirkung des Weihrauchs – allerdings in einem Taxi. Auf dem Weg zu einem Vortragsort lernte ich nämlich einen indischen Taxifahrer kennen, der mir berichtete, dass er auf indischen Weihrauch schwöre und damit seit Jahren seine Arthroseschmerzen im Griff habe.

➡ Cayennepfeffer (Chili) gegen Verspannungen

Seit Jahrhunderten wird der Cayennepfeffer als scharfes Gewürz verwendet. Für seine Schärfe ist das Capsaicin verantwortlich, es erregt auch die Schmerz- und Wärmerezeptoren der Haut, was zu einer gesteigerten Durchblutung führt.

Medizinische Anwendung findet der Cayennepfeffer vor allem bei schmerzhaften Muskelverspannungen. Er wird – in Form von Salben, Cremes und Wärmepflastern – äußerlich aufgetragen, allerdings verträgt das nicht jeder: Bei empfindlicher Haut kann es zu äußerst schmerzhaften Rötungen kommen (deshalb sollte zunächst immer ein Behandlungsversuch auf einem kleinen Hautareal erfolgen). Bei vorgeschädigter Haut darf Cayennepfeffer keinesfalls verwendet werden – und er sollte vor allem auch nicht in die Augen gelangen!

➡ Ingwer für bessere Beweglichkeit

In der asiatischen Medizin wird Ingwer seit Jahrhunderten zur Schmerzbehandlung bei Erkrankungen eingesetzt, die den Bewegungsapparat betreffen. Das bekannte Gewürze findet zunehmend auch in unserer
westlichen Medizin Anwendung: Man sagt ihm nach,
dass es schmerzlindernd wirke, insbesondere bei Mus-
kelschmerzen helfe und die Beweglichkeit bei Arthrose
verbessere. Weil Ingwer gut verträglich ist, stellt er eine

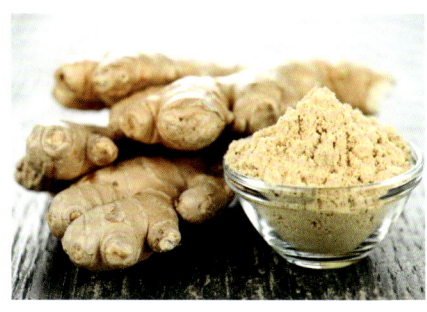

Alternative zu den üblichen Schmerzmitteln dar – ein Behandlungsversuch lohnt
sich auf jeden Fall. Mit einem direkten Wirkungseintritt ist aber nicht zu rechnen, ein
paar Wochen sollte man sich schon gedulden. Ingwer kann roh (gerieben oder ge-
schnitten) oder als Tee eingenommen werden. Vorsicht ist allerdings geboten, wenn
man blutgerinnungshemmende Medikamente zu sich nimmt, da Ingwer ebenfalls
eine gerinnungshemmende Wirkung hat.

➡ Die Hagebutte unterstützt

Die Frucht verschiedener Rosenarten hat eine jahrhundertelange medizinische
Tradition. Sie enthält nachgewiesenermaßen entzündungshemmende Wirkstoffe,
die sogenannten Galaktolipide (GOPO). Diese sind hitzeempfindlich und fett-, also
nicht wasserlöslich, Hagenbuttentee ist demnach in diesem Fall nicht wirksam.
Das Fruchtfleisch der Hagebutte enthält mehr Vitamin C als zum Beispiel die Zitro-
ne, ist aber auch reich an den Vitaminen B_1, B_2 und A. Im Handel sind Hagebutten
in Kapsel- oder in Pulverform erhältlich – sie können auch gut ins Essen gerührt
werden.

➡ Arnika gegen Schmerzen

Pfarrer Kneipps Lieblingspflanze ist seit Jahrhunderten als natürliches Schmerzmittel bekannt: Die Arnika ist entzündungshemmend und wirkt dadurch abschwellend
und schmerzlindernd. Zur äußeren Behandlung der Arthrose wird sie in Form
von Salben, Ölen und Tinkturen angewandt. Vor einer Einnahme, außer (hoch-
potenziert) in der Homöopathie, muss aufgrund der Gefahr von Vergiftungser-
scheinungen wie Übelkeit, Erbrechen oder Herzrhythmusstörungen aber aus-
drücklich gewarnt werden!

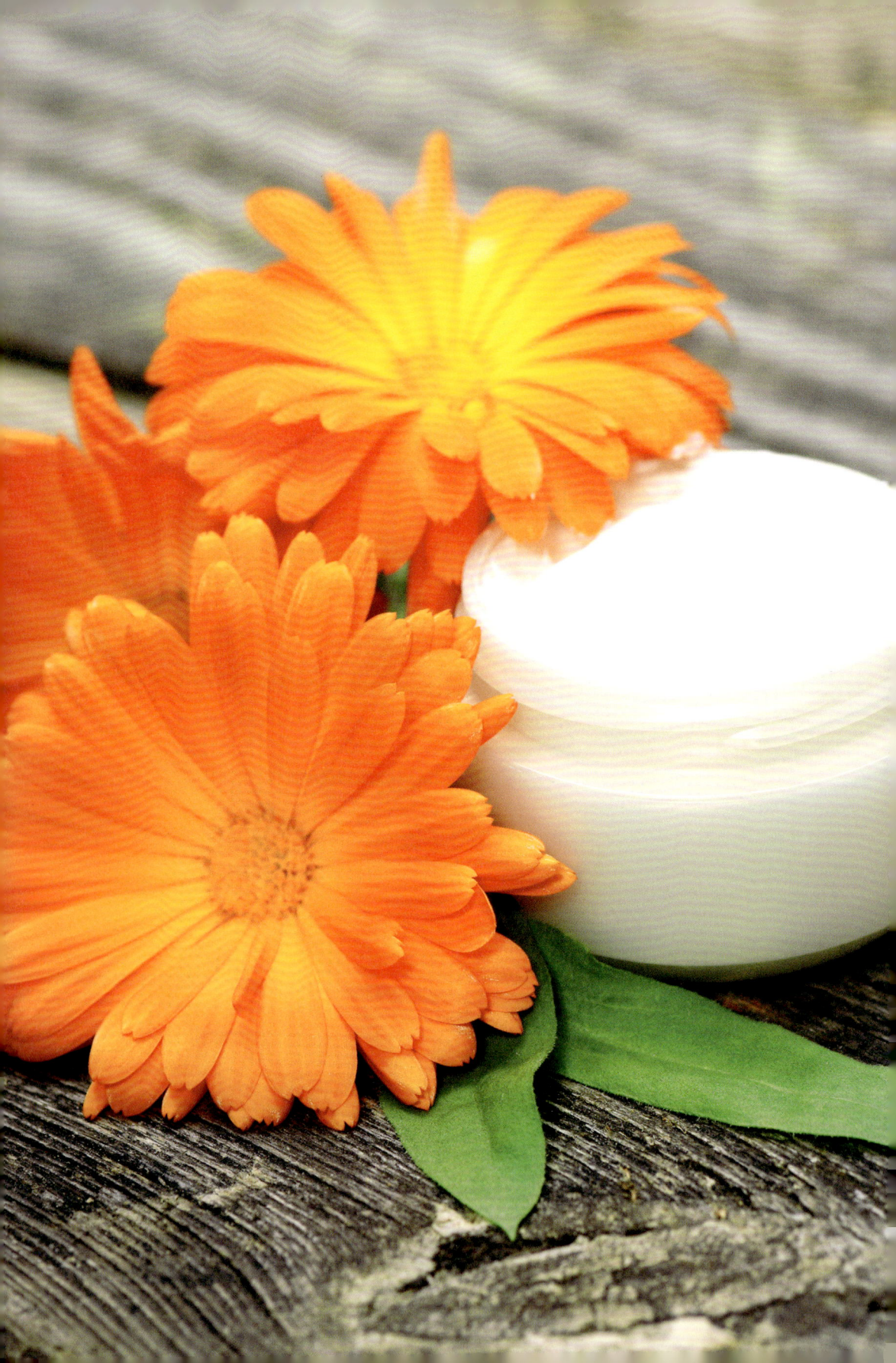

➡ *Die sanfte Ringelblume*

Die Heilpflanze des Jahres 2009 findet hauptsächlich in Salben, Tinkturen und Cremes Anwendung. Im Vordergrund steht ihre milde, entzündungshemmende und heilende Wirkung. Eine unterstützende Behandlung mit Ringelblumensalbe ist bei einer Arthrose durchaus einen Versuch wert. Man kann sie in Apotheken und Drogeriemärkten kaufen oder selbst herstellen.

➡ *Beinwell hilft natürlich*

Die „Heilpflanze mit Tradition" wird seit über 2000 Jahren für die Knochen genutzt. Beinwell (Symphytum officinale) enthält den Wirkstoff Allantoin sowie Gerbstoffe und Rosmarinsäure und hat einen abschwellenden und schmerzlindernden Effekt. Die Anwendung erfolgt äußerlich in Form von Salben, Cremes und Gels.

➡ *Weidenrinde – bewährt seit der Antike*

Die Weidenrinde gehört zu den bekanntesten schmerzlindernden Heilpflanzen und fand bereits in der Antike medizinische Verwendung. Sie enthält Salicin, das durch Stoffwechselvorgänge im Körper zu Salicylsäure umgewandelt wird (aus Salicylsäure wurde Aspirin entwickelt). Extrakte aus der Weidenrinde finden heutzutage bei Rückenschmerzen, Arthrose und Rheuma Anwendung. Vorsicht ist bei Allergien gegen Salicylate geboten, also beispielsweise bei allergischen Reaktionen auf Aspirin, und bei Atemwegserkrankungen wie Asthma oder chronischer Bronchitis. Wer unter Magen- oder Darmgeschwüren leidet bzw. gelitten hat, sollte ebenfalls achtsam sein.

➡ *Die Brennnessel, nur ein Unkraut?*

Sie ist uns vor allem als Unkraut im Garten bekannt, dabei wirkt sie schon seit Jahrhunderten auch als Heilpflanze: die Brennnessel. Wegen ihrer entzündungshemmenden Eigenschaften kann sie Schmerzen und Schwellungen reduzieren und die Beweglichkeit verbessern. So kann sie auch den Arthroseschmerz lindern, den Bedarf an Schmerzmitteln senken oder diese sogar obsolet machen. Brennnesseln gibt es in verschiedenen Darreichungsformen, als Kapseln, Tabletten, Tee, Tropfen oder Saft.

➡ Hilfe aus Afrika – die Teufelskralle

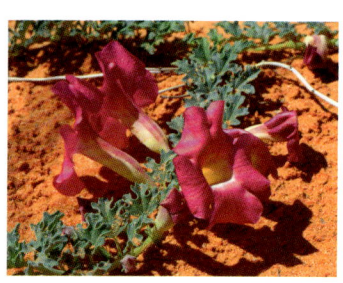

Die Heimat der Teufelskralle ist Afrika, aus den Wurzeln wird Harpagosid, ihr wichtigster Wirkstoff, gewonnen. Das pflanzliche Arzneimittel findet bei Erkrankungen des Bewegungs- und Stützapparates Anwendung, vor allem bei Rheuma, Arthrose und Rückenschmerzen. Die Teufelskralle wirkt entzündungshemmend, abschwellend und schmerzlindernd – was sich aber erst nach mehrwöchiger Einnahme zeigt. Gegen akute Schmerzen hilft die Teufelskralle daher eher nicht. Bei Magen- und Zwölffingerdarmgeschwüren ist von eine Einnahme abzuraten, bei Gallensteinleiden sollte man Rücksprache mit seinem Arzt halten.

➡ Pfefferminzöl entspannt

In den Blättern der Pfefferminze (Mentha piperita) finden sich wertvolle ätherische Öle. Pfefferminzöl wirkt entspannend auf die verhärtete Muskulatur und kann so zur Linderung von Arthroseschmerzen beitragen (was noch immer als Geheimtipp gehandelt wird). Bestehende Gelenkschäden kann die Pfefferminze allerdings nicht heilen. Vor allem bei muskulären Verspannungen der Rückenmuskulatur, insbesondere der Schultergürtelmuskulatur, wird damit die Durchblutung verbessert und eine Schmerzreduktion bewirkt. Pfefferminzöl sollte auf unverletzte Hautpartien aufgetragen werden.

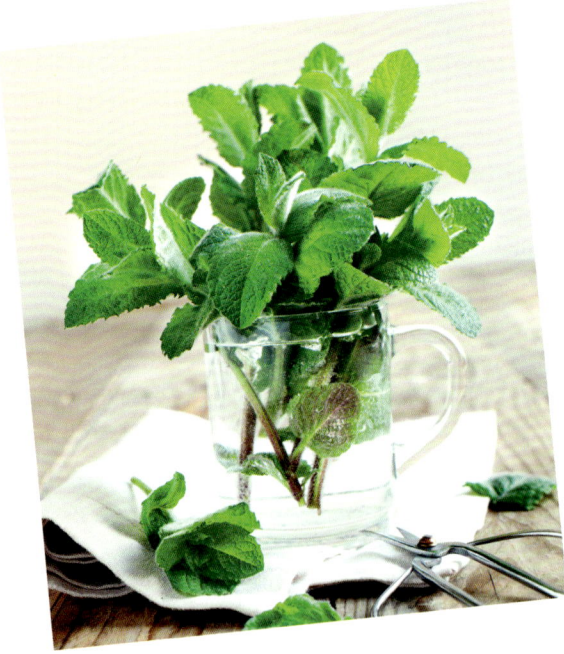

Mykotherapie – was haben Pilze mit einer Arthrose zu tun?

Pilze, das waren für mich in erster Linie Nahrungsmittel – bis meine Frau unserer sechsjährigen Hündin wegen ihrer Hüftgelenksarthrose und unserem siebenjährigen Rüden wegen seiner Blasenprobleme Vitalpilze ins Futter mischte und wir nach einiger Zeit zwei „junge", unternehmenslustige und spazierfreudige Hunde zurückhatten.

In diesem Zusammenhang erinnerte ich mich an die „Entwicklung" der Hyaluronsäure. Diese hat in der Veterinärmedizin eine erheblich längere Tradition als in unserer modernen Humanmedizin. Schon seit über 50 Jahren spritzen Tierärzte Pferden Hyaluronsäure intraartikulär (gezielt in das erkrankte Gelenk).

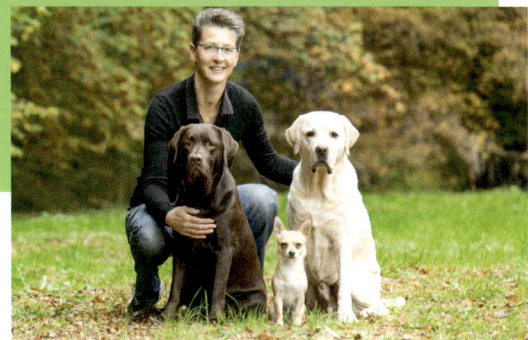

Meine Frau mit Lumpi und den
beiden erfolgreich behandelten Patienten

Ihre wertvollen Inhaltsstoffe machen sie interessant: Vitalpilze gehören zu den ältesten Naturarzneien der Menschheit, in Asien sind sie seit Jahrtausenden fester Bestandteil der Medizin. In letzter Zeit werden sie verstärkt auch bei uns zur Behandlung von Krankheiten eingesetzt (eigentlich haben sie hierzulande ebenfalls eine sehr lange Tradition in der Heilkunde – so wusste schon im 12. Jahrhundert Hildegard von Bingen darüber zu berichten). Mittlerweile bilden Pilze die Grundlage für einige äußerst wichtige Medikamente. Ein bekanntes Beispiel ist das uns allen bekannte Antibiotikum Penicillin, dessen Wirkung 1928 eher zufällig entdeckt wurde.

Zur Arthrose- und Arthritisbehandlung eignen sich insbesondere die Vitalpilze Maitake, Shiitake, Reishi, Cordyceps sinensis, Agaricus blazei Murrill, Polyporus umbellatus, Pleurotus ostreatus und Hericium erinaceus. Sie enthalten für die Gelenkstruktur wichtige Vitamine, Mineralstoffe und lebensnotwendige Spurenelemente, helfen Schmerzen fast ohne Nebenwirkungen zu lindern, Schwellungen zu mindern und schmerzhafte Muskelverspannungen zu lösen. Vitalpilze sind in verschiedenen Darreichungsformen erhältlich, etwa als getrockneter Pilz, als Extrakt oder als Pilzpulver (dafür wird der getrocknete Pilz fein vermahlen). Abhängig vom Beschwerdebild können mehrere Vitalpilze auch über einen längeren Zeitraum kombiniert eingesetzt werden. Eine Beratung durch einen Mykotherapeuten ist empfehlenswert.

▶ Der Maitake, auch Klapperschwamm genannt, enthält eine ganze Reihe von Vitalstoffen, vor allem der hohe Gehalt an Ergosterol, der Vorstufe von Vitamin D, ist bemerkenswert. Der Pilz findet auch bei Osteoporose Anwendung.

▶ Der Shiitake gilt als der „König der Pilze". Er enthält eine Vielzahl an Vitalstoffen, etwa Mineralstoffe wie Kalzium, Phosphor und Eisen, zudem Ergosterol (Provitamin D) und für den Menschen wichtige essenzielle Aminosäuren. Er wirkt allgemein schmerzlindernd und findet wegen seiner basisch wirkenden Inhaltsstoffe unter anderem auch bei Rheuma, Gicht und Arthritis Anwendung.

▶ Der weltweit verbreitete Reishi, der „Pilz der Unsterblichkeit", hat einen positiven Einfluss auf die Muskulatur und soll diese beruhigen und entspannen. Auch Entzündungsprozessen der Gelenke wirkt er aufgrund seiner schmerzlindernden und entzündungshemmenden Inhaltsstoffe entgegen.

▶ Der Agaricus blazei Murrill (ABM) wird auch „Pilz des Lebens" genannt. Seine ursprüngliche Heimat ist der Regenwald. Er verfügt über eine ausgewogene Zusammensetzung an Vitaminen, Mineralstoffen und Aminosäuren, die ihn für unseren Knorpel und vor allem für unser Immunsystem so wichtig machen.

▶ Der Cordyceps sinensis (Raupenpilz) stammt ursprünglich aus dem tibetanischen Hochland. Er wirkt stabilisierend auf die Knochensubstanz und wird deshalb auch erfolgreich in der Arthrose- und Osteoporosebehandlung eingesetzt.

▶ Der Polyporus umbellatus (Eichhase) kommt aufgrund seines entwässernden Effektes zur Linderung von Gelenkschwellungen, beispielsweise eines „dicken" Kniegelenkes, zum Einsatz.

▶ Der Pleurotus ostreatus (Austernseitling) soll Sehnen und Muskeln stärken und entspannen und findet daher bei Gelenk-, Muskel- und Sehnenbeschwerden Anwendung. Auch bei Kreuzschmerzen und „Hexenschuss" wird er eingesetzt. 1951 ist es erstmals gelungen, aus dem Pleurotus die antibiotisch wirksame Substanz Pleuromutilin zu extrahieren. Auch die cholesterinsenkende Substanz Lovostatin wird vom Pleurotus gebildet.

▶ Der Hericium erinaceus (Igelstachelbart oder Affenkopfpilz) findet bei Nervenschmerzen, die beispielsweise durch eine Arthrose der kleinen Wirbelgelenke verursacht werden, Anwendung.

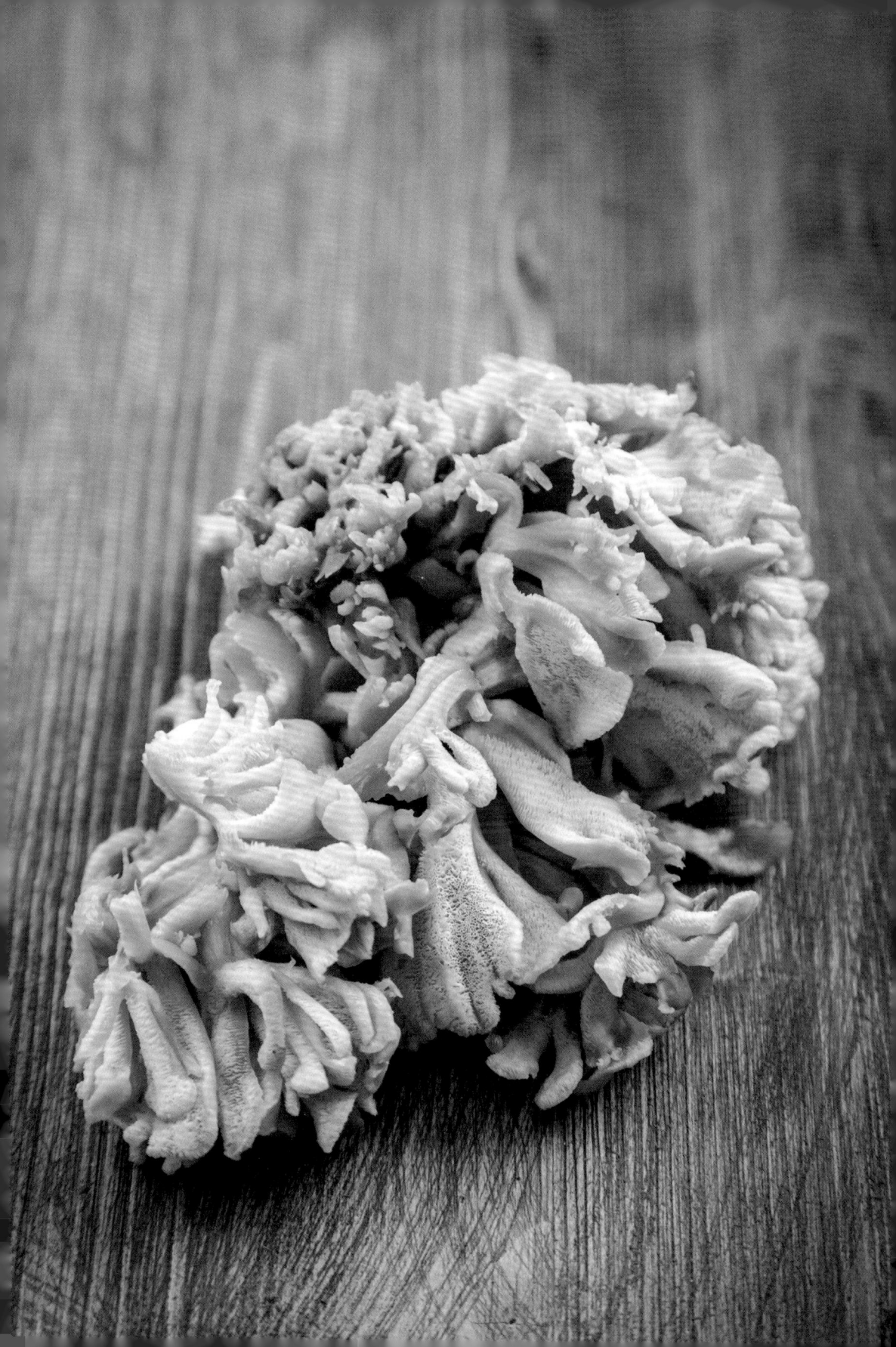

Enzymtherapie bei Arthrose

Nicht alle Arthrosepatienten wollen oder vertragen eine Langzeittherapie mit nichtsteroidalen Antirheumatika (NSAR) wie Diclofenac, die zur Linderung von Schmerzen oder Entzündungen eingesetzt werden. Hier kann eine Enzymtherapie weiterhelfen. Pflanzliche Enzyme werden schon lange in der naturheilkundlichen Behandlung eingesetzt: Bromelain (aus der Ananas) und Papain (aus der Papaya) wirken entzündungs- und gerinnungshemmend sowie abschwellend, sie sind also hilfreich, wenn Entzündungen und akute schmerzhafte Phasen bei abnutzungsbedingten Knochen- und Gelenkbeschwerden auftreten – ohne die gefürchteten Nebenwirkungen für den Magen-Darm-Trakt. Gerade ältere Patienten mit Kontraindikationen für herkömmliche Schmerzmittel können profitieren.

„Therapie mit Biss": Darum helfen Blutegel

Ich erinnere mich an eine Patientin, die bereits zwei Mal wegen einer Daumensattelgelenksarthrose operiert worden war und nicht mehr wusste, wie sie mit ihren Schmerzen weiter umgehen sollte. Auch andauernde konservative Behandlungen halfen ihr nicht. Als ich ihr eine Blutegelbehandlung empfahl, sprang sie wie von der Tarantel gestochen auf und verlies fluchtartig den Behandlungsraum – ihr Mann „schleifte" sie allerdings wieder zurück und leistete mit mir Überzeugungsarbeit. Nun, was soll ich sagen: Die Behandlung brachte den erhofften Erfolg und die Patientin war wochenlang beschwerdefrei. Dann erschien sie wieder in meiner Praxis – mit dem ausdrücklichen Wunsch, erneut ein „Tierchen" auf die Hand zu bekommen.

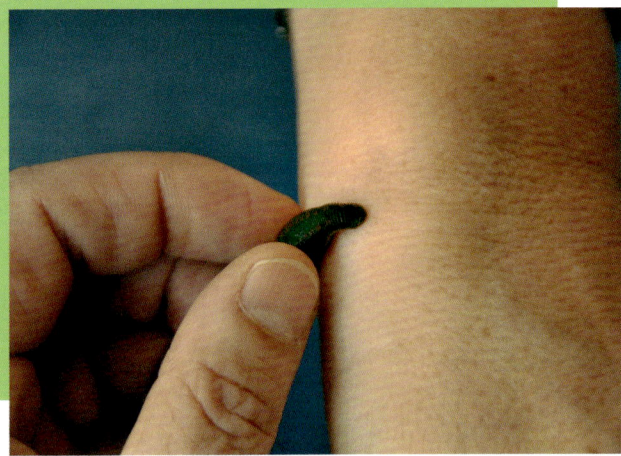

Die Blutegeltherapie gehört zu den ältesten Heilmethoden der überlieferten Medizingeschichte. Anfang des 20. Jahrhunderts differenzierten Wissenschaftler die ersten Blutegelinhaltsstoffe, die eine entzündungs- und gerinnungshemmende sowie gefäßerweiternde und zum Teil antibiotische Wirkung aufweisen können. In den vergangenen Jahren wurde die Therapie wieder populär, heute ist sie in wachsendem Ausmaß Bestandteil der Medizin – so wird sie zum Beispiel in der Replantations-Chirurgie eingesetzt, erfährt aber auch in anderen Bereichen eine neue Akzeptanz. Indikationen der Blutegeltherapie sind lokale Entzündungen wie Gicht oder Arthritis sowie chronische Beschwerden wie Fibromyalgie, Wirbelsäulenschmerzen und Arthrose, insbesondere die schmerzhafte Knie- und Daumensattelgelenksarthrose. Behandelt werden können aber auch Krampfadern, Geschwüre, Hörsturz, Gürtelrose, Bisswunden und Blutergüsse.

Untersuchungen haben gezeigt, dass die Blutegeltherapie selbst im fortgeschrittenen Stadium der Kniegelenksarthrose einen Versuch wert ist. Bei geringen Risiken und Nebenwirkungen sind beachtliche Erfolge möglich, besonders die Schmerzsituation bessert sich. Die Behandelten erlangen ihre Beweglichkeit zurück und können ihren Schmerzmittelverbrauch reduzieren.

Ich habe die Erfahrung gemacht, dass Blutegel oft helfen, wenn sonst nichts hilft – der Effekt erklärt sich durch Stoffe im Speichel der Egel. Die Wirkung setzt nach etwa drei Tagen ein und kann zwei bis drei Monate anhalten. Ist das Gelenk erst einmal wieder schmerzfrei, wird es auch mehr bewegt, was sich ebenfalls günstig auswirkt.

Die Blutegel werden an den entsprechenden Stellen aufgesetzt, wo sie sich festsaugen, was kurz ganz leicht weh tut (für das Kniegelenk braucht man beispielsweise vier bis sechs Blutegel). Dann werden die Wirkstoffe in das Gewebe abgegeben, eine Behandlung dauert in der Regel ein bis zwei Stunden. Aufgrund der örtlichen Begrenzung gibt es nur wenige Nebenwirkungen. Zu diesen zählen Juckreiz sowie eine verzögerte Wundheilung, Nachblutungen, lokale Infektionen und Allergien.

Kontraindiziert ist die Therapie vor allem bei Hämophilie- und Anämiepatienten, Menschen mit Wundheilungsstörungen und diabetischer Polyneuropathie. Außerdem sollten Blutegel auch nicht bei Patienten mit peripherer arterieller Verschlusskrankheit (PAVK) im Spätstadium oder mit Immunsuppression sowie bei Menschen, die Blutverdünnungsmittel nehmen, eingesetzt werden.

Eigenbluttherapie – moderne Arthrosetherapie?

Eigentlich wollte ich meiner etwa 40-jährigen Patientin die Hand schütteln und sagen: „Ich kann Ihnen nicht helfen. Gehen Sie zu einem anderen Arzt." Aber, nachdem wir schon (fast) alles probiert hatten, versuchte ich es noch mit der Eigenbluttherapie. Und dieser Versuch war es wirklich wert: Nach wenigen Wochen war die

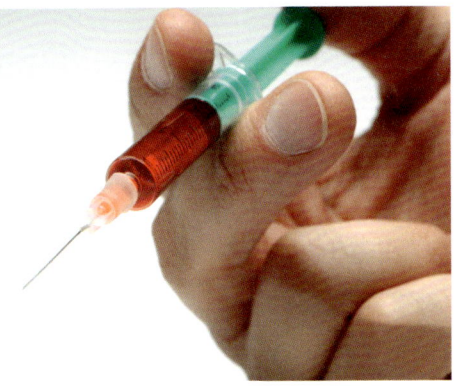

Patientin komplett beschwerdefrei und konnte ihre Tätigkeit als Leiterin einer großen Kantine wieder problemlos ausüben.

Die Eigenbluttherapie ist ein seit Jahrhunderten angewandtes und in der Naturheilkunde etabliertes klassisches Heilverfahren. Ziel dieser Therapie ist es, die körpereigenen Abwehrkräfte zu steigern. In den letzten Jahren konnten viele neue Erkenntnisse über die heilende Wirkung gewonnen werden. Häufige Anwendungsgebiete sind chronische Erkrankungen wie Arthrose und Rheuma.

Man entnimmt Blut aus der Vene und bereitet es speziell auf – pflanzliche Wirkstoffe oder homöopathische Arzneien werden zugegeben. Dann wird das Blut in den Bereich des betroffenen Gelenkes, bzw. der betroffenen Region gespritzt. Selbst im Endstadium einer Arthrose kann eine erhebliche Schmerzlinderungen erreicht werden, gegebenenfalls ist es möglich, operative Eingriffe aufzuschieben oder zu vermeiden.

Heilen durch die Kraft des Magneten?

Die Magnetfeldtherapie ist ebenfalls ein altbewährtes naturheilkundliches Verfahren. Schon Hippokrates (um 460–370 v. Chr.), der als der berühmteste Arzt des Altertums gilt, beschrieb Heilungen durch Magnete, ebenso Aristoteles (384–322 v. Chr.). Später empfahl Paracelsus (1493–1541) Magnete zur Wundheilung.

Der operativ versorgte Unterschenkelbruch eines 33-jährigen Fußballspielers war auch nach sechs Monaten noch nicht verheilt. Nach der Computertomografie war der hochgradige Verdacht auf eine hypertrophe Pseudoarthrose („Falschgelenk") gegeben, eine erneute, noch aufwendigere Operation schien notwendig. Nach 20-maliger Magnetfeldtherapie war der Knochenbruch jedoch in weniger als drei Monaten durchbaut und ein erneuter Eingriff nicht mehr erforderlich (dieser Fall wurde von mir auch in einer renommierten medizinischen Fachzeitschrift publiziert).

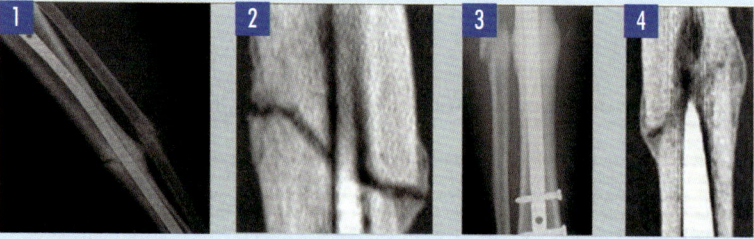

Abb. 1: Röntgenaufnahme vom 9.2.09, Z. n. Unterschenkelfraktur mit Marknagel osteosynthetisch versorgt
Abb. 2: CT-Aufnahme vom 9.2.09, hochgradiger Verdacht auf hypertrophe Pseudarthrose der distalen Tibiaschaftfraktur
Abb. 3: Die Röntgenaufnahme vom 30.4.09 zeigt eine knöcherne Durchbauung der Fraktur.
Abb. 4: Bei der CT-Untersuchung bestätigte sich die Vermutung: Die Tibiaschaftfraktur ist knöchern gebunden.

Heute sind wir in der Lage, Magnetfelder mit Strom zu erzeugen. Die pulsierenden Felder müssen athermisch sein, das heißt, bei der Behandlung darf keine Wärme im Gewebe entstehen – nur so kann das Heilverfahren bei Personen mit künstlichen

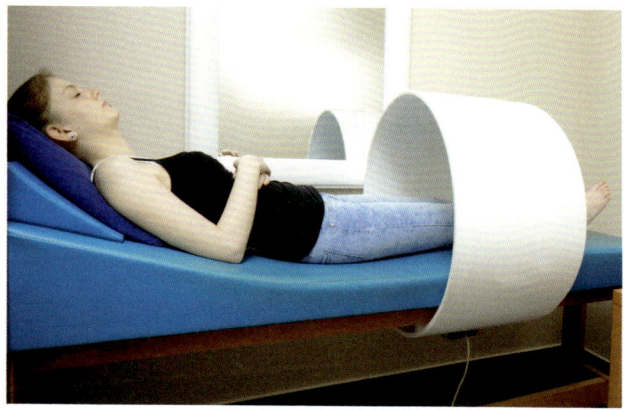

Hüftgelenken oder anderen Metallimplantaten zum Einsatz kommen. Anwendung findet die Magnetfeldtherapie in der Orthopädie insbesondere bei verschleißbedingten Erkrankungen der Gelenke, des Knorpel- und des Knochengewebes, aber auch bei verzögerter Knochenbruchheilung. Einige klinische Studien konnten belegen, dass sie Schmerzen lindern kann, zum Beispiel bei Arthrose. Auch trägt sie zur Verbesserung der Knochen- und Knorpelstruktur bei. Mitunter kommt es gerade zu Beginn der Behandlung zu einer Verstärkung der Symptome – was in diesem Fall als Zeichen der einsetzenden Wirkung gesehen werden kann.

Lasertherapie

Seit Jahren behandle ich einen rüstigen Senior Mitte 70 mit – durch einen Autounfall bedingten – chronischen Nackenschmerzen (sein Wagen war mit einem Pferd kollidiert). Die Kernspintomografie offenbarte insbesondere Arthrosen der kleinen Wirbelgelenke. Nach vielen erfolglosen Therapien brachte meinem Patienten die Laserbehandlung endlich Schmerzlinderung. Seitdem schwört er auf diese Behandlung.

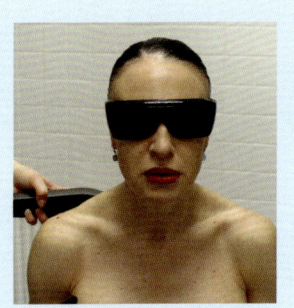

Svetlana Mozgovaya, ehemalige Weltklassehandballerin, die mit Hypo Niederösterreich 1999/2000 die Champions League gewann

Die Softlasertherapie bzw. Low-Level-Lasertherapie (LLLT) gehört zu den alternativen Therapien. Eingesetzt wird sie mit dem Ziel, gestörte biologische Vorgänge positiv zu beeinflussen. Hierbei wird das Laserlicht in die Zellen des Körpers eingebracht, um den Körperzellen neue Energie zuzuführen. Neben der Verbesserung des Zellstoffwechsels sollen die Mikrozirkulation und die Durchblutung der Muskulatur gefördert werden. Dem Laserlicht wird eine schmerzlindernde Wirkung sowohl bei akuten wie auch bei chronischen Erkrankungszuständen nachgesagt. Außerdem wirkt es abschwellend und durchblutungsfördernd. Einsatzgebiete der niedrigenergetischen Lasertherapie (LLLT) sind in der Orthopädie insbesondere die Knie-, Hüft- und Daumenarthrose. Auch bei Schulter- und Wirbelsäulenschmerzen ist sie hilfreich.

Vorteile der Softlasertherapie

Die Vorteile der Softlasertherapie sind darin zu sehen, dass anders als bei herkömmlichen Schmerzmitteln keine Magen-Darm-Blutungen zu befürchten sind. Das Herz-Kreislauf-System wird durch diese Behandlung nicht gefährdet, auch besteht keine Infektionsgefahr, wie beispielsweise bei einer Spritze, da bei der völlig unbluti-gen Therapie kein Einstechen einer Nadel erforderlich ist. Die Behandlung mit den heutigen modernen Lasergeräten ist schmerzfrei. Eine Einheit dauert etwa 10 bis 20 Minuten. Die Anzahl der erforderlichen Sitzungen ist von der Erkrankung abhängig.

Kernspin – nicht nur zur Diagnose, sondern auch zur Therapie

Im Januar 2007 kam ein 52-jähriger Facharzt für Chirurgie mit langjährigen Halswirbel-säulenbeschwerden in meine Praxis. In der zuvor durchgeführten Kernspintomogra-fie hatte sich ein Bandscheibenvorfall mit deutlicher Einengung des Spinalkanales und Verlust des Liquorsaumes um das Zervikalmark gezeigt. Der Kollege war bereits we-gen eines Bandscheibenvorfalls an der Lendenwirbelsäule operiert worden und wollte diesmal einen operativen Eingriff vermeiden. Ihm war aufgefallen, dass seine Schmerzen immer dann nachließen, wenn er sich zur Untersuchung in einem Kernspintomografen befand – noch am gleichen Tag begann ich also mit der Kernspinresonanz-Therapie. Nach neun Sitzungen zeigte sich eine erhebliche Schmerzlinderung. Wir wiederholten die Behandlung etwa einmal im Jahr – ein operativer Eingriff ist bis zum heutigen Tage nicht erforderlich.

Nun, mein Kollege steht mit seiner Beobachtung nicht alleine da: Eine Reihe von kernspintomografisch untersuchten Patienten berichtete über eine deutli-che Schmerzlinderung „danach". Diese Erfahrungen waren die Grundlage für die Entwicklung der Kernspinresonanz-Therapie, deren Wirkmechanismus – wie der Name schon sagt – die gleiche technologische Basis wie die Kernspintomografie, der „Gold-Standard" der bildgebenden Diagnoseverfahren, hat.

Die patentierte therapeutische Nutzung basiert auf jahrelanger interdiszipli-närer Forschungs- und Entwicklungsarbeit. Hier wird die Technologie aber nicht verwendet, um Bilder zu erzeugen, sondern um aufbauende und schmerzstillende Prozesse auszulösen, das heißt funktionsgestörte Zellen, Gewebe und Organe mit einem regenerativen Ansatz schonend und wirksam zu behandeln. So kann man verschleißbedingten Erkrankungen des Bewegungs- und Stützapparates ursächlich entgegenwirken, Schmerzen lindern und die Bewegungsfähigkeit verbessern.

Die Methode eignet sich zur Behandlung einer Arthrose, weil sie den Abbau des wichtigen Gelenkknorpels bekämpft. Angewandt werden kann sie, wenn Hüft-, Knie-, Hand-, Finger-, Schulter-, Ellenbogen-, Fuß- und Sprunggelenke sowie Wirbelgelenke der gesamten Wirbelsäule betroffen sind, aber auch bei einem Knochenödem. Sie liefert rasche, nachhaltige Ergebnisse und ist dennoch schonend und nebenwirkungsfrei. In vielen Fällen kann eine Operation bzw. der Einsatz eines künstlichen Gelenkes vermieden werden.

Die Behandlung findet am besten an neun aufeinanderfolgenden Tagen statt (abhängig vom betroffenen Gelenk sitzt oder liegt der Patient dabei) und dauert jeweils eine Stunde – eine Unterbrechung, zum Beispiel am Wochenende, ist dennoch möglich. Zu einem körperlichen Eingriff kommt es nicht, weder Spritzen noch eine Narkose oder die Einnahme von Medikamenten sind erforderlich. Ob eine Anwendung der Kernspinresonanz-Therapie in Frage kommt und eine Kombination mit anderen Verfahren möglich ist, kann ausschließlich durch den behandelnden Arzt festgestellt werden.

ZWEI SPORTLERKARRIEREN – MIT KERNSPIN-UNTERSTÜTZUNG

Rollstuhlbasketballer Dirk Passiwan, 2011 der beste Punktesammler der Bundesliga, stand im April 2012 vor dem Aus seiner glanzvollen Karriere. Ursache: Verschleiß in den Ellenbogengelenken. Schon während der auf neun Sitzungen festgelegten Kernspinresonanz-Therapie im Mai und Juni kam es zu einer Schmerzlinderung und deutlichen Funktionsverbesserung der betroffenen Ellenbogengelenke. Passiwan wurde schmerzfrei und konnte doch noch an den Paralympics in London teilnehmen, wo er zu den absoluten Leistungsträgern seines Teams gehörte. Fachzeitschriften wie die Ärztezeitung und das Fernsehen haben über die erfolgreiche Behandlung des für viele weltbesten Rollstuhlbasketballers mit der Kernspinresonanz-Therapie berichtet.

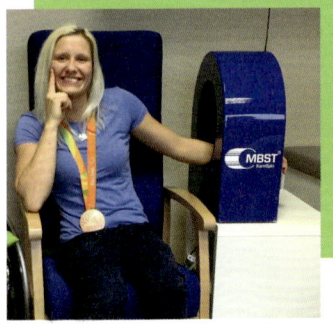

Auch Diana Dadzite, Rollstuhlbasketballerin und Goldmedaillengewinnerin im Speerwerfen (mit neuem Weltrekord) sowie Bronzemedaillengewinnerin im Diskus, wurde von mir mit der Kernspinresonanz-Therapie wieder fit für ihre Sportkarriere gemacht.

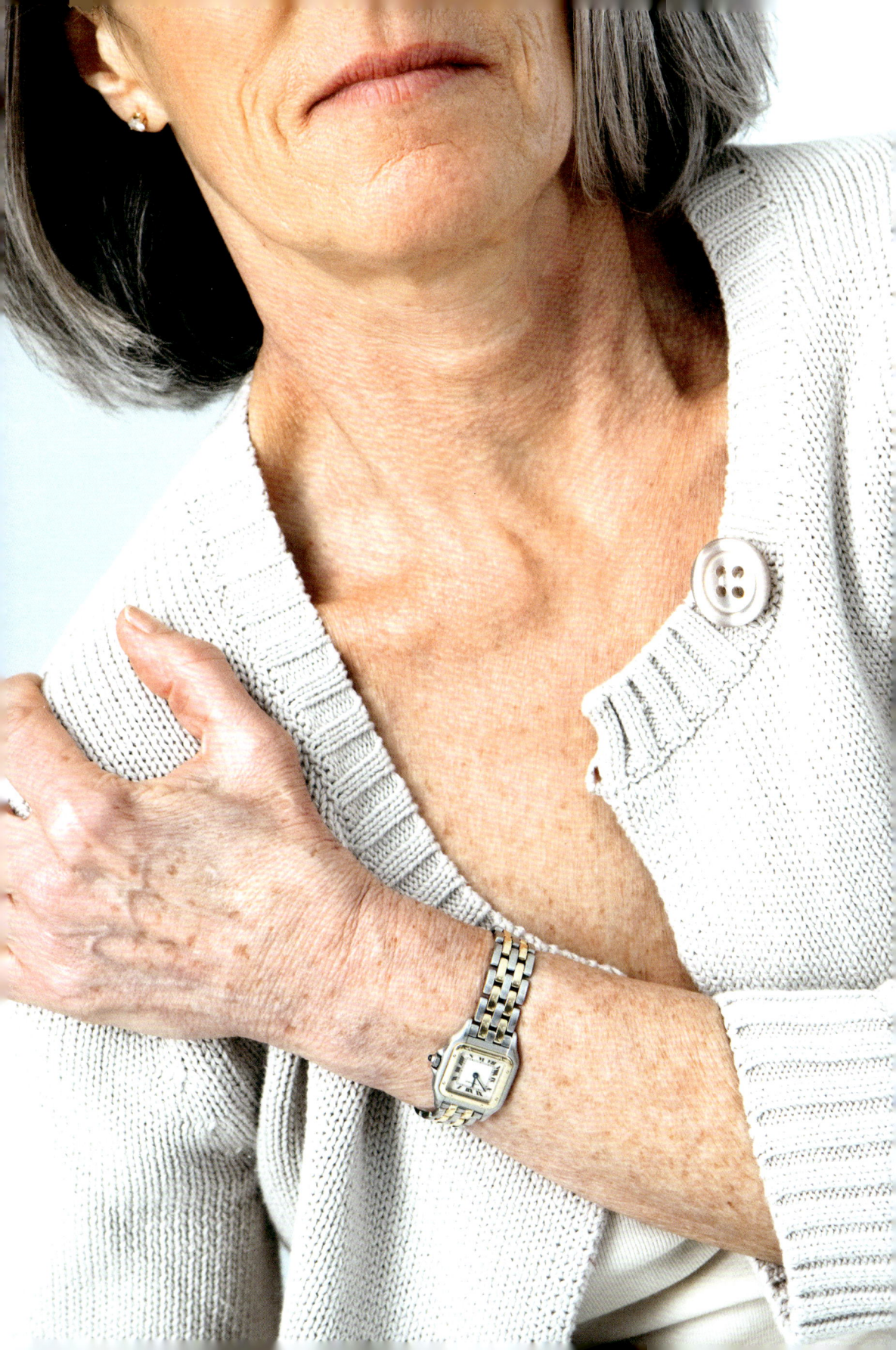

HILFSMITTEL

Bandage/Orthese/Innenschuh – Hilfe für die Gelenke

Ziel jeglicher Arthrosetherapie ist die Schmerzlinderung. Gerade am Knie- oder Sprunggelenk werden Schmerzen häufig durch Schwellungen verstärkt.

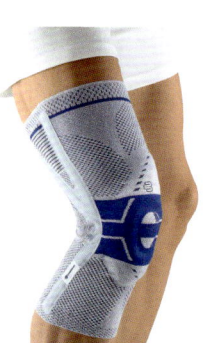

▶ Eine Bandage kann helfen, diese Beschwerden zu lindern – sie hemmt Ergussbildung und Anschwellung durch Kompression und stabilisiert das Gelenk, Weichteilschwellungen können schneller abheilen.

▶ Während Bandagen meist aus weichem Material hergestellt werden, bestehen Orthesen nicht nur aus weichen

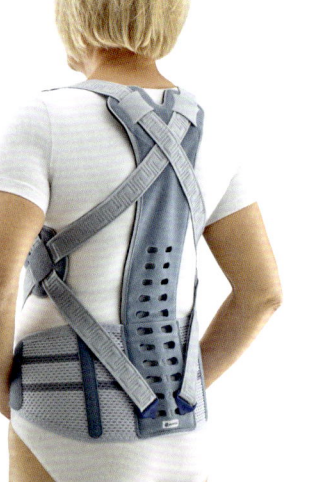

Stoffen, sondern auch aus stützenden Metallen, Kunststoffen oder aus Karbon. Sie stabilisieren das Gelenk von außen: So wird beispielsweise ein instabiles Kniegelenk nach einer vorderen Kreuzbandruptur vor dem erneuten Wegknicken geschützt.

▶ Ursächlich für den Arthroseschmerz ist das Reiben geschädigter Gelenkflächen. Bei einer Sprunggelenksarthrose etwa kann der Schmerz verringert werden, indem man das Bewegungsausmaß des Sprunggelenkes reduziert. Dies kann schon durch einen knöchelübergreifenden Wanderschuh geschehen. Hilft der nicht mehr weiter, kann ein orthopädischer Innenschuh Linderung bringen. Er bewirkt eine Druckentlastung des geschädigten Gelenkes und kann in vorhandenen Konfektionsschuhen getragen werden.

Schuhzurichtungen/Einlagen/Absätze

Nur rund 30 Prozent der Menschen gehen in unseren Breiten auf gesunden Füßen durchs Leben. Der – große – Rest bräuchte entsprechende Unterstützung: Einlagen helfen nicht nur, die vielfältigen Fußdeformitäten zu behandeln, sondern auch Gelenkbeschwerden in anderen Abschnitten der Bewegungskette zu lindern.

▶ Veränderungen bzw. Umarbeitungen von vorhandenen Konfektionsschuhen bezeichnet man als Schuhzurichtungen. Anpassungen an der Sohle oder am Absatz können Fußbeschwerden wie auch Schmerzen im Sprunggelenk, Knie- und Hüftgelenk sowie in der Wirbelsäule günstig beeinflussen. Eine einseitige Sohlenerhöhung vermag beispielsweise eine Beinverkürzung auszugleichen. Eine Schuhinnen- oder -außenranderhöhung verändert die Kniestellung und hilft bei außen- oder innenbetonter Kniegelenksarthrose.

▶ Bei einer Arthrose des Sprunggelenkes kommt es häufig zu vorderen Knochenanbauten des Sprunggelenkes, die das Anheben des Fußes einschränken. Eine einfache Maßnahme kann hier eine Linderung bewirken: Man bringt den Fuß durch eine entsprechende Schuheinlage in eine Spitzfußstellung. Das vergrößert das zur Verfügung stehende Bewegungsmaß, verschiebt mitunter auch die Hauptbelastungszonen des geschädigten Knorpels und lindert damit Schmerzen.

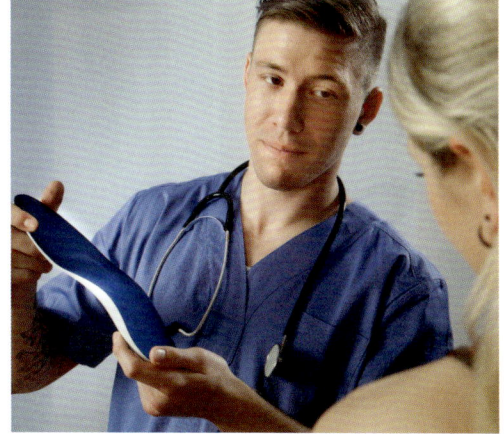

▶ Am Schuh angebrachte Abrollhilfen können die Abrollfunktion des Fußes verändern. Sie sind nicht nur hilfreich bei der Arthrose des Sprunggelenkes, sondern können auch Arthroseschmerzen im Kniegelenk lindern. Schmetterlingsabroller sowie Sohlenversteifungen helfen zudem bei einer Arthrose der Zehengelenke. Pufferabsätze dämpfen und helfen bei Sprunggelenks-, Kniegelenks-, Hüftgelenks- oder Wirbelsäulenschäden.

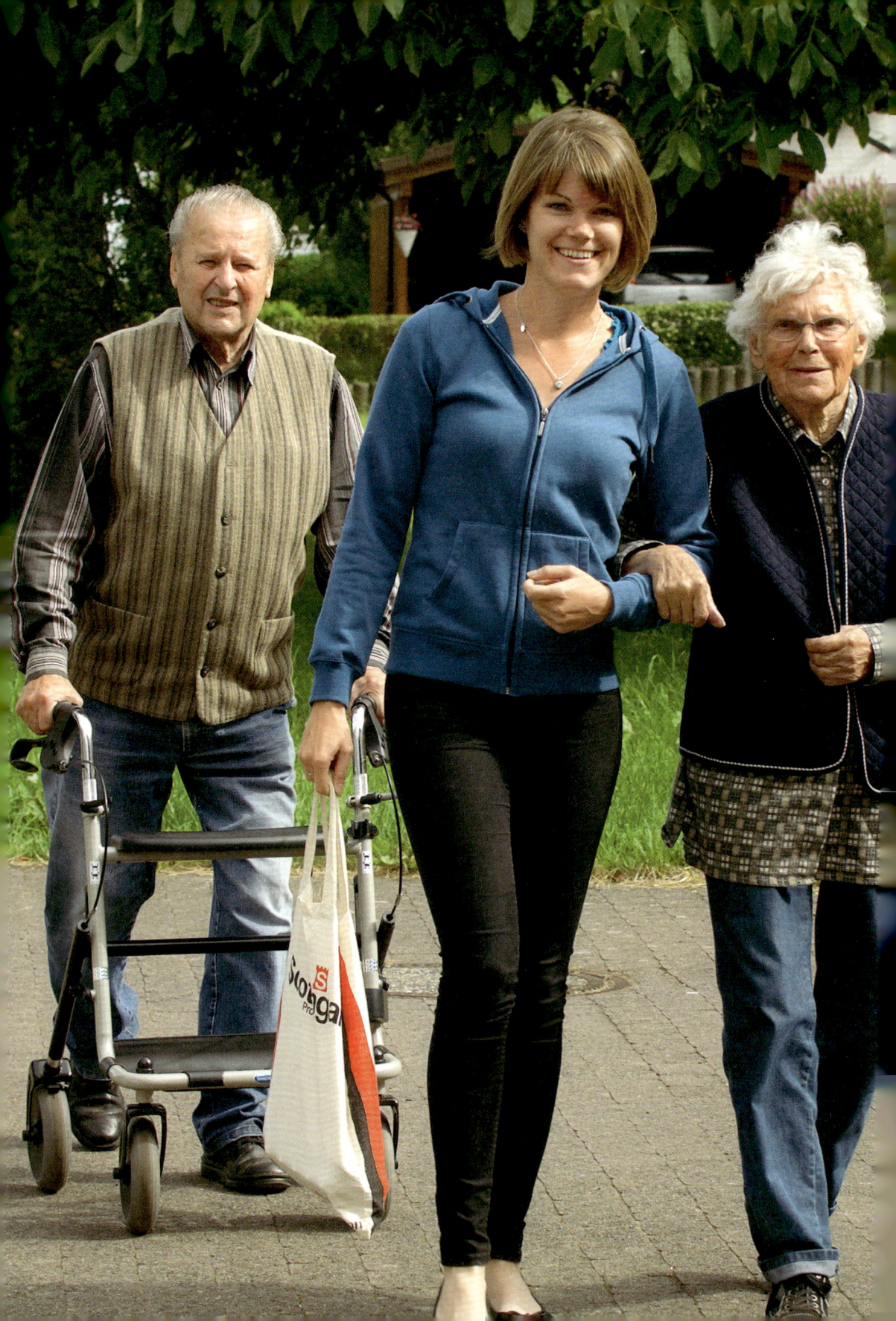

Gehhilfen

Gehhilfen stabilisieren das Gleichgewicht und helfen, erkrankte bzw. verletzte Gelenke zu entlasten (dies gilt insbesondere für die Beine). Dadurch kann eine Entlastung von Hüfte, Kniegelenk, Sprunggelenk und Fuß erreicht werden.

Praktische Tipps

Über alle der zahlreichen Hilfsmittel zu berichten, würde den Rahmen dieses Buches sprengen. Dennoch möchte ich Ihnen hier einige „zweckentfremdende", veränderte oder verbesserte Einsatzmöglichkeit von Küchenutensilien zeigen. Diese Helferleins kosten nicht viel Geld, bzw. sind meist ohnehin im Haushalt vorhanden.

▶ Ein „normaler" Nussknacker kann zum Beispiel bei einer Arthrose der Hände wertvolle Hilfe leisten, wenn es gilt, eine Sprudelflasche oder Zahnpastatube zu öffnen.

▶ Ebenso hilfreich bei einer Funktionseinschränkung der Arme ist die Griffverlängerung von Kamm und Bürste, etwa mit einem einfachen Isolierrohr aus dem Baumarkt.

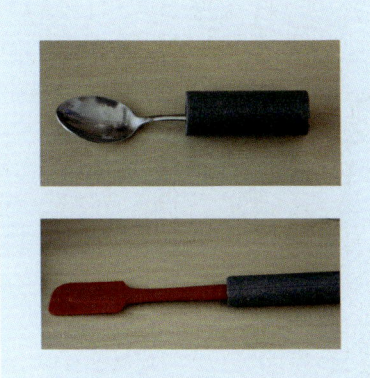

▶ Durch ein Isolierrohr oder einen Fahrradgriff kann beispielsweise auch der Griff eines Messers oder Löffels verdickt werden. So ist etwa bei einer Fingergelenksarthrose ein kraftvolleres Zugreifen möglich.

▶ Ein einfacher, verlängerter Teigschaber kann als „Eincremhilfe" fungieren.

▶ Eine handelsübliche Grill- oder Salatzange kann zur „Aufhebhilfe" umfunktioniert werden.

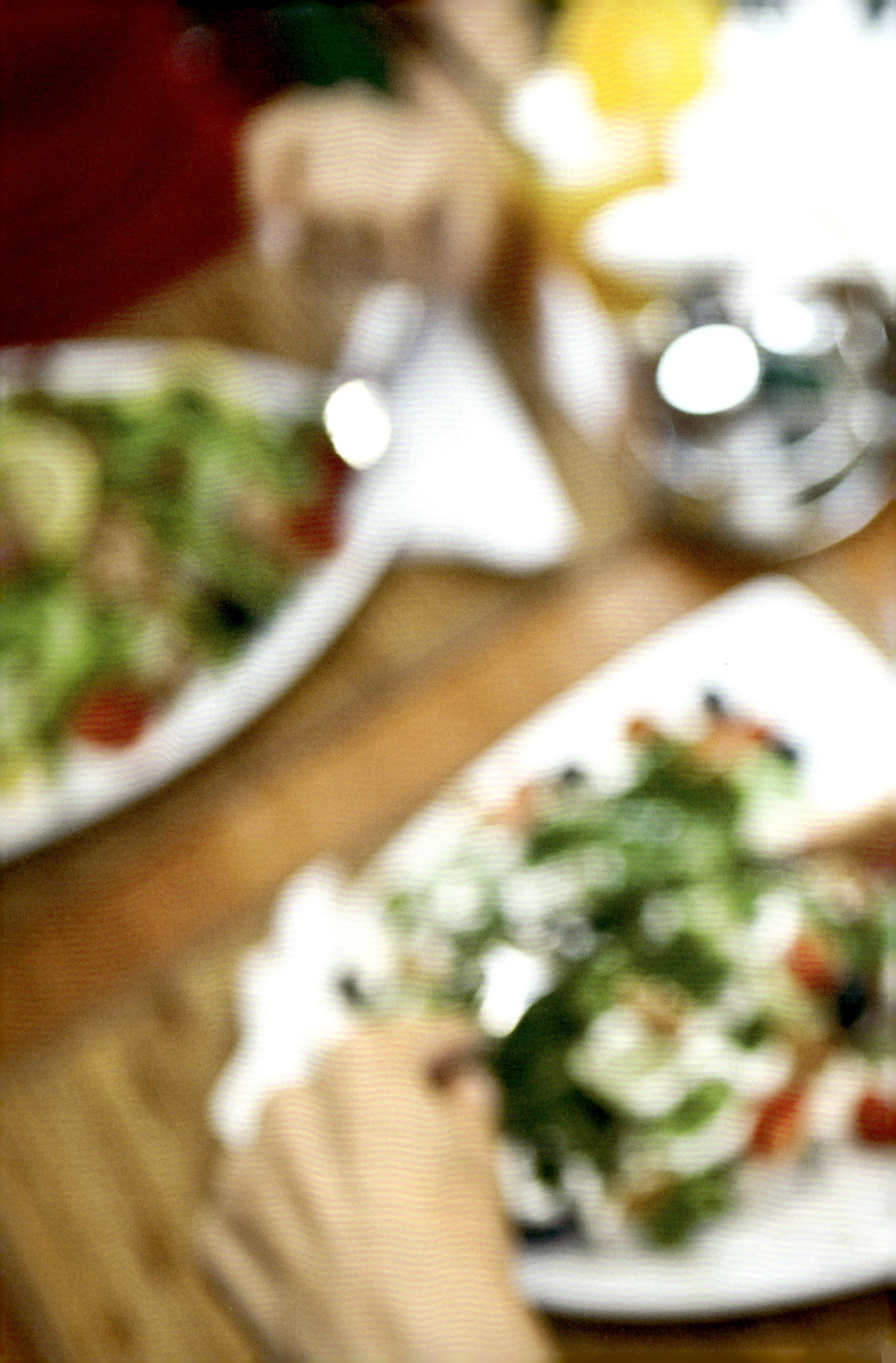

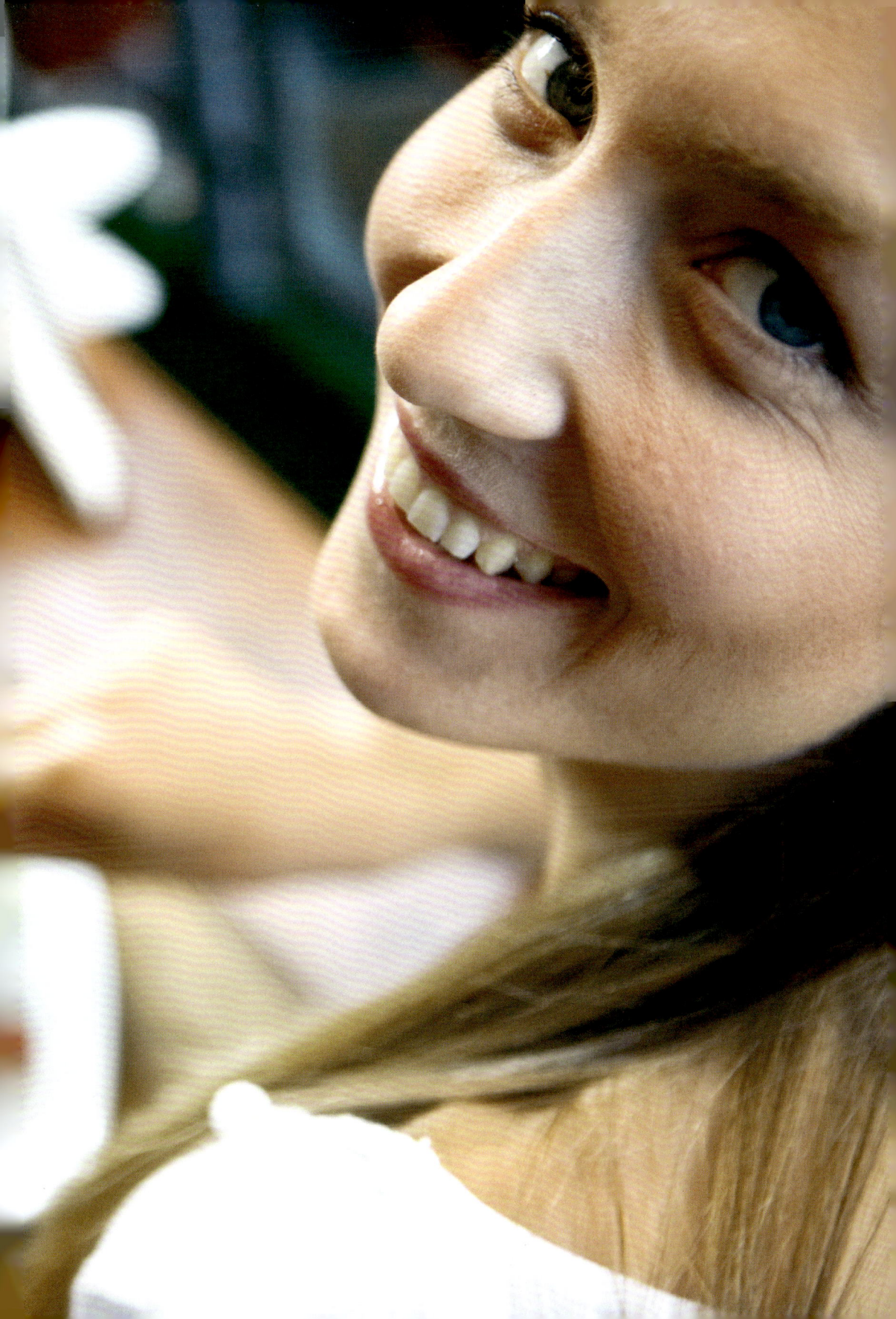

Ausgewogene Ernährung bei Arthrose

Auswirkungen einer Übersäuerung auf unsere Knochen und Gelenke

Was lässt einen Menschen sauer werden?

Haben Sie Muskel- und Gliederschmerzen? Leiden Sie unter Osteoporose? Sind Sie erschöpft und können Sie sich nicht mehr konzentrieren? Ursache ist möglicherweise eine Übersäuerung Ihres Körpers, die prinzipiell alle Organe beinträchtigen kann. Unser Körper wird täglich von Säuren „überschwemmt". Diese werden zum einen in unserem Körper selbst gebildet (Kohlensäure), vor allem auch dann, wenn wir Stress haben oder an unspezifischen Infekten leiden, zum anderen über eine säurerelastige Nahrung (zu viel tierisches Eiweiß, zu viel Zucker, Alkohol) aufgenommen.

Unsere typische westliche Ernährung mit viel Fleisch und wenig Obst und Gemüse trägt zu einem Ungleichgewicht im Säure-Basen-Haushalt bei.

Schon länger wird vermutet, dass sich bereits eine geringfügige Übersäuerung des Organismus auf die Gelenke auswirkt und Beschwerden etwa bei Arthrose und Rheuma verstärkt.

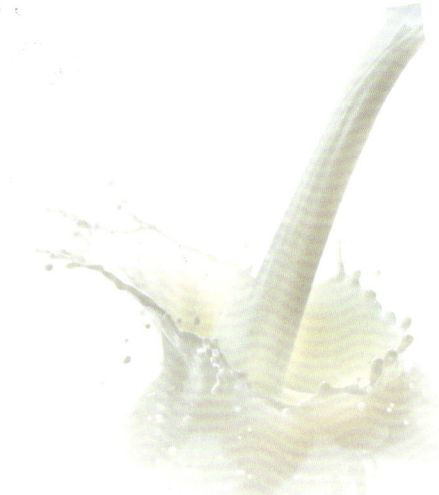

Um dieser Übersäuerung entgegenzuwirken, werden Mineralien wie Kalzium, Kalium, Natrium und Magnesium benötigt. Gerade Kalzium ist in unseren Knochen reichlich vorhanden, und so erfolgt insbesondere die säureabwehrende Mobilisierung von Kalzium dann zu Lasten unserer Knochenqualität – eine Osteoporose droht. Auf eine ausreichende Versorgung mit kalziumreichem Mineralwasser und Milchprodukten ist deshalb, neben dem regelmäßigen Genuss von Obst und Gemüse, zu achten. Gerade Obst und Gemüse gehören zu den basenbildenden Lebensmitteln, sie helfen uns, die Säuren zu neutralisieren.

WAS SIND SÄUREN UND BASEN?

Eine Säure ist eine Verbindung, die in der Lage ist, Protonen an einen Reaktionspartner zu übertragen. Säuren reagieren mit sogenannten Basen unter Bildung von Wasser und Salzen. Eine Base ist somit das Gegenstück zu einer Säure und vermag diese zu neutralisieren. Wie stark eine Säure bzw. Base ist, gibt der pH-Wert an:

➡ Die pH-Wert-Skala erstreckt sich von 1 bis 14.

➡ Der saure Bereich reicht dabei von 1 bis 7,

➡ der basische von über 7 bis 14.

➡ 1 bedeutet also sehr sauer und 14 sehr basisch.

Die Bedeutung für unseren Stoffwechsel

Ein Gleichgewicht von Säuren und Basen ist die Voraussetzung dafür, dass alle Stoffwechselfunktionen in unserem Körper reibungslos ablaufen können und somit die Grundvoraussetzung für den Erhalt unserer Gesundheit.

Der pH-Wert des menschlichen Blutes sollte zwischen 7,35 und 7,45 liegen und damit im „schwach" basischen Bereich.

Säuren, die von außen durch Nahrung zugeführt werden oder im Inneren unseres Körpers entstehen, müssen ausgeglichen werden. Ein pH-Wert von unter 7 bedeutet für den Menschen eine lebensbedrohliche Situation.

Bei Schwerkranken droht der Säure-Basen-Wert des Blutes zu entgleisen. Deshalb wird er von den Intensivmedizinern regelmäßig überwacht. Aber auch bei Gesunden kann eine unausgewogene Ernährung zu Übersäuerung führen. Unser Organismus versucht, dem entgegenzuwirken: Um den Blut-pH-Wert konstant zu halten, verbraucht er hierzu seine eigenen Basenreserven.

Industriekost trifft Steinzeitgenetik

Die Ernährung in den Industrienationen hat sich in den vergangenen Jahrzehnten erheblich verändert – seit etwa 70 Jahren werden auch Nahrungsmittel industriell erzeugt und verarbeitet, und diese „Erzeugnisse" bestimmen unsere moderne Ernährung. Wir verzehren heute reichlich Backwaren wie Kuchen und Kekse, Süßigkeiten,

Softdrinks, Fertigsoßen, Chips, Pizza, Pasta und dergleichen (bei reduziertem Genuss von Obst und Gemüse). Der Großteil der Produkte besteht leider aus säurebildenden Lebensmitteln. Auch die „Fleischlastigkeit" unserer Ernährung und der Konsum von (vielen) Getreideprodukten führen zu einer erhöhten Säurebelastung. Dazu kommen Genussmittel wie Alkohol und Nikotin, die auch deshalb negative Auswirkungen auf unseren Körper haben, weil bei ihrem Abbau vermehrt Säuren anfallen. Gemüse und Obst beinhalten hingegen basenbildende Mineralien, die zur Entlastung des Säure-Basen-Haushalts beitragen.

Der „Urmensch" kannte all unsere (Fertig-)Produkte nicht – keinen Wein, kein Bier, keine Schokoriegel und keine Zigaretten. Seine Basenproduktion war ausreichend, die begrenzten Möglichkeiten hinsichtlich der Nahrung trugen zu einem ausreichenden Säure-Basen-Gleichgewicht bei.

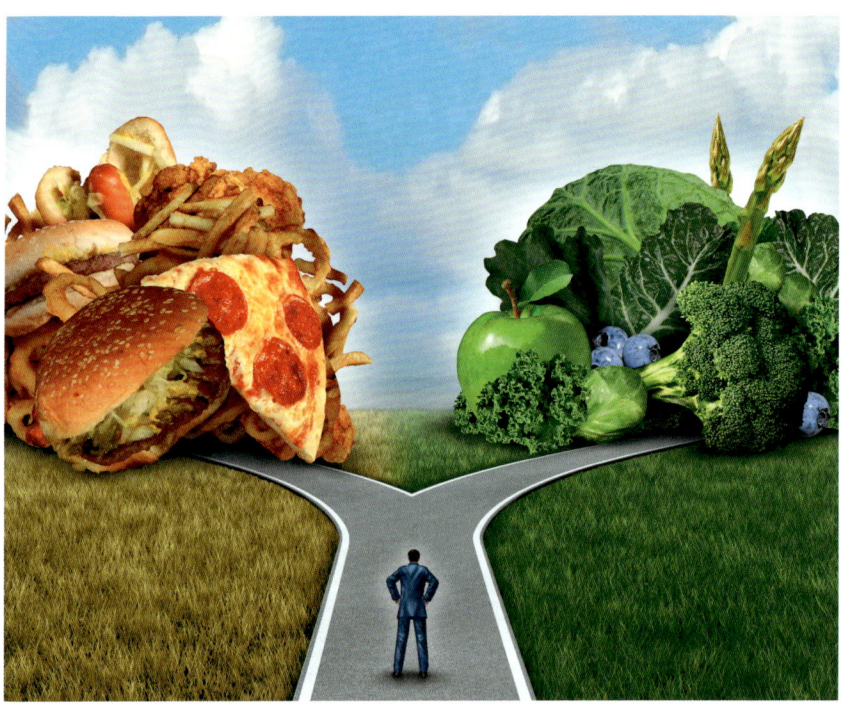

Empfohlen wird eine Ernährung, die zu 80 Prozent aus basenbildenden und zu 20 Prozent aus säurebildenden Nahrungsmitteln besteht (leider ist es heute eher umgekehrt).

Schon mit einem Verhältnis von 50 zu 50, also einer Nahrung, die zur Hälfte säurebildende und zur Hälfte basenbildende Nahrungsmittel enthält, wäre vielen Schmerzpatienten geholfen.

Latente Azidose (verborgene Übersäuerung)

Als Puffersysteme zum Ausgleich des Säure-Basen-Haushaltes steht uns in erster Linie der Bikarbonat- und Hämoglobinpuffer zur Verfügung. Bei zunehmender Säurebelastung kommt es insbesondere zu einem Verbrauch des wichtigsten extrazellulären Puffers, des Bikarbonats – es droht eine chronisch latente Azidose.

Um die Pufferreserven wieder aufzufüllen, wird auch Kalzium aus den Knochen herausgelöst. Die Knochenstabilität nimmt dadurch ab und das Osteoporoserisiko zu. Bei der latenten Azidose weist das Blut noch einen konstanten pH-Wert auf, die Pufferkapazität ist aber schon deutlich eingeschränkt. Eine im Alter nachlassende Nierenleistung begünstigt dies zusätzlich.

> Die Säurebelastung lässt sich durch Selbstmessung des Urin-pH-Wertes kontrollieren. Es handelt sich um keine exakte Messung, sie gibt aber einen ungefähren Messwert für das Säure-Basen-Verhältnis an. Eine einmalige Messung ist allerdings nicht aussagekräftig, da der pH-Wert im Laufe des Tages Schwankungen unterliegt.

Krankheitssymptome durch Übersäuerung

Eine latente Übersäuerung (Azidose) kann bereits zu unspezifischen Krankheitssymptomen oder sogar zu chronischen Erkrankungen führen. Hierzu gehören Erschöpfung, Konzentrationsschwäche, Infektanfälligkeit, Störungen des Nervensystems, Muskelverspannungen, Muskel- und Sehnenschmerzen, brüchige Nägel, Schlaflosigkeit, Müdigkeit, Hautausschläge, Haarausfall, Ischiasbeschwerden, Gelenkreizungen, Gelenkschmerzen, Störungen im Magen-Darm-Trakt, Zunahme des Gewichtes sowie Sodbrennen.

Das Funktionieren aller Entsäuerungsorgane ist eine wichtige Voraussetzung dafür, dass unser Säure-Basen-Haushalt im Gleichgewicht bleibt. Zu diesen Entsäuerungsorganen gehören Lunge, Nieren, Leber, Darm und Haut.

➡ Entsäuerungsorgan Niere

Unsere Nieren helfen uns, den Organismus von schädigenden Säuren zu befreien. Mit zunehmendem Alter, durch Entzündungsvorgänge oder andere Nierenerkrankungen (zum Beispiel Steinbildung) lässt diese Fähigkeit aber nach. Das Resultat ist ein erhöhter Blutdruck, der sich wiederum negativ auf unsere Nierenfunktion auswirkt (es geht uns dann so manches „an die Nieren"). Die Anzahl der Nierentubuli reduziert sich, und die Fähigkeit zur Säureausscheidung nimmt ab, auch die Rückresorption des zur Pufferung benötigten Bikarbonats. Dieser Vorgang bleibt oft lange Zeit unbemerkt. Die Nierenwerte sind zunächst völlig normal, aber mit zunehmender Übersäuerung treten die ersten klinischen Symptome auf. Man spricht dann von einer latenten Azidose , wobei der Blut-PH-Wert noch im normalen Bereich liegt.

➡ Entsäuerungsorgan Lunge

Die in den Zellen gebildete Kohlensäure wird zunächst an das Blut gebunden und dann über die Lunge abgeatmet, tiefes Ein- und Ausatmen ermöglicht die Eliminierung des CO_2 (dieser Effekt wird durch Bewegung und sportliche Betätigung noch verstärkt).

Die Abatmung setzt eine funktionierende Lunge voraus. Gerade bei Asthma und COPD ist diese Möglichkeit allerdings oft erheblich eingeschränkt. COPD bezeichnet eine chronische Erkrankung der Lunge bei dauerhafter Verengung der Atemwege: Wegen der Luftnot sind die Bewegungsmöglichkeiten eingeschränkt und die Entsäuerung durch das Abatmen der Kohlensäure erheblich beeinträchtigt. Hierdurch nimmt die latente Azidose weiter zu, und es treten vermehrt auch andere Krankheitszeichen auf.

➡ Entsäuerungsorgan Leber

Die Leber ist die größte innere Drüse unseres Körpers. Sie übernimmt vielfältige Aufgaben bei der Entgiftung körpereigener und körperfremder Stoffe und ist für die Harmonie des Säure-Basen-Haushaltes unerlässlich.

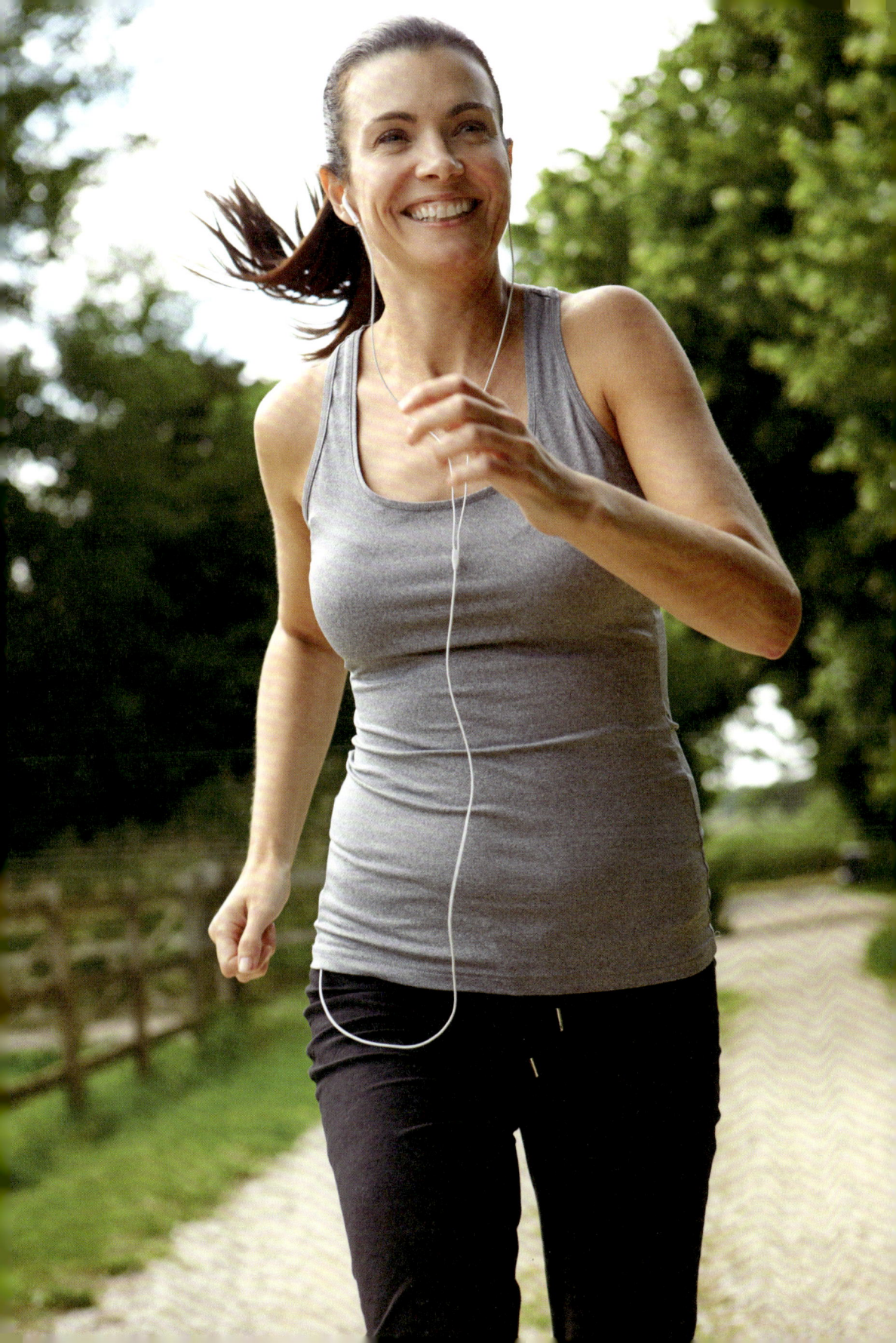

→ *Entsäuerungsorgan Haut*

Auch die Haut trägt zur Regulierung des Säure-Basen-Haushaltes bei. Durch Schwitzen, zum Beispiel bei sportlicher Betätigung, werden Säuren abgebaut. Um den Körper wieder mit Flüssigkeit zu versorgen, sollte man auf ein Bikarbonat-reiches Mineralwasser (mit über 1500 mg Bikarbonat) zurückgreifen.

Eine Übersäuerung baut sich langfristig auf. Dem Körper muss deshalb auch viel Zeit gegeben werden, sie wieder abzubauen. Es gilt, die Säurezufuhr zu begrenzen, die Ernährung umzustellen, mehr basenspendende Lebensmittel wie Obst und Gemüse zu integrieren und den Genuss von Fleisch, Wurst und Getreideprodukten zu reduzieren.

Eine Entsäuerung ist nicht durch die kurzfristige Einnahme von Basenmitteln zu beheben. Nein, sie ist eine lebenslange Aufgabe.

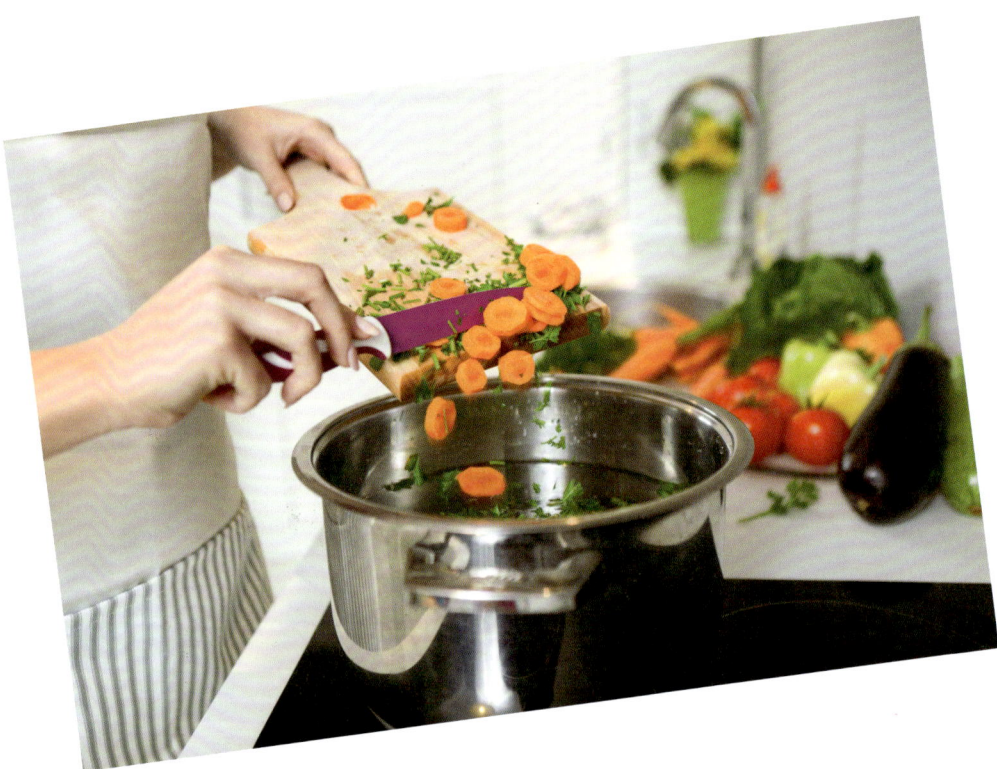

GUTE BAUSTOFFE FÜR EINE LEBENSLANGE BAUSTELLE

Wir wissen mittlerweile: Unser Knochengerüst ist eine „Dauerbaustelle", die ständigen Umbauprozessen unterliegt. Bis etwa zum 30. Lebensjahr bauen wir Knochen auf. Nach einer wenige Jahre während Phase der Stagnation folgt dann der Knochenabbau – ihm gilt es entgegenzuwirken. Mit der richtigen Ernährung lässt sich effektiv zur Vorbeugung von Arthrose, Arthritis und Osteoporose beisteuern: „Knochenfreundliche" Nahrungsmittel versorgen das Skelett mit wichtigen Nährstoffen und tragen so nicht unerheblich dazu bei, degenerativen Prozessen an Knochen und Gelenken vorzubeugen oder ihr Fortschreiten zumindest hinauszuzögern.

Kalzium

Kalzium ist der wichtigste Grundstoff für den Knochenaufbau und an wesentlichen Stoffwechselvorgängen beteiligt. Da der Körper täglich mindestens 300 mg Kalzium ausscheidet, aber nur etwa 30 Prozent der zugeführten Kalziummenge aufnehmen kann, sind – um Balance zu halten – 900 bis 1000 mg Kalzium pro Tag erforderlich.

Bei einer Arthrose sollte eine kalziumreiche Kost ganz oben auf der Speisekarte stehen. Empfohlen wird die Zufuhr von mindestens 1000 mg, aber nicht mehr als 1500 mg Kalzium täglich, tatsächlich „bekommt" unser Körper jedoch oft nur 600 bis 800 mg am Tag mit der Nahrung.

Kalzium wird vom Darm aufgenommen. Die besten Quellen sind Milch und Milchprodukte, 100 g Milch enthalten etwa 120 mg Kalzium. Besonders viel des wertvollen Stoffes steckt im Hartkäse (etwa 500 bis 1200 mg pro 100 g). Außerdem sind manche Gemüsesorten wie zum Beispiel Fenchel und Grünkohl gute Kalziumlieferanten. Auch einige Mineralwassersorten sind kalziumreich (noch dazu sind sie kalorienfrei!), achten Sie auf die Etiketten!

Generell vermieden werden sollte naturgemäß der übermäßige Konsum von Nahrungsmitteln, die reichlich „Kalziumräuber" enthalten. Diese hemmen die Kalziumaufnahme, fördern die Kalziumausscheidung oder binden das Kalzium, sodass es dem Körper nicht mehr zur Verfügung steht.

Kalzium in Lebensmitteln	mg/100 g
Edamer, 40% Fett i. Tr.	793
Rahmcamembert, 50% Fett i. Tr.	510
Grünkohl	212
Milch fettarm, 1,8% Fett	118
Spinat	117
Joghurt fettarm, 1,8% Fett	114
Fenchel (Blatt)	109
Speisequark, 20% Fett i. Tr.	85
Broccoli	58
Kiwis	38
Rotkohl	37
Birnen	10
Bananen	6,5
Äpfel	5,3
Rindfleisch (Filet)	3

Quelle: Der kleine Souci, 5. Auflage

➡ *Kalziumräuber Phosphat*

Phosphat nimmt eine Sonderstellung ein: Es fördert die Knochenstabilität, behindert aber in hohen Konzentrationen die Kalziumaufnahme aus dem Darm und fördert den Knochenabbau. Es geht also nicht darum, Phosphat generell zu meiden – allerdings sollte ein Phosphatüberschuss verhindert werden. Im Idealfall ist der Phosphatgehalt in der Nahrung nicht höher als der Kalziumgehalt. Empfehlenswert sind Gemüse wie Broccoli und Grünkohl sowie Milch und Milchprodukte wie Joghurt oder Kefir, nicht jedoch Quark und Schmelzkäse, die deutlich mehr Phosphat als Kalzium enthalten. Ratsam sind auch gewisse Käsesorten wie Edamer, Emmentaler, Gouda und Camembert. Sehr reich an Phosphaten sind etwa Fleisch, Wurst und Cola.

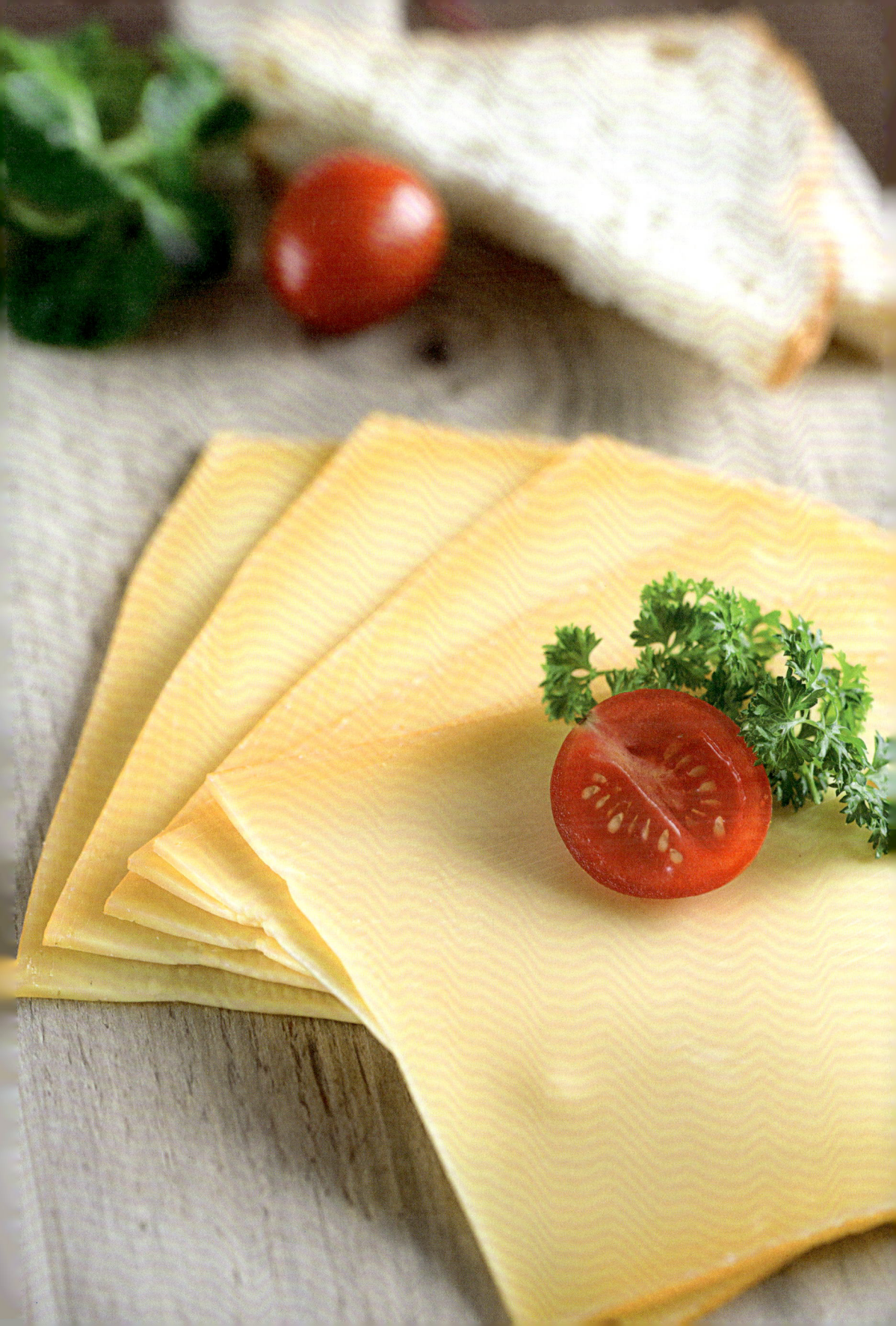

➡ Kalziumräuber Oxalsäure

Ähnlich wie Phosphat fängt auch Oxalsäure das Kalzium aus der Nahrung ab und verhindert somit dessen Aufnahme im Blut. Oxalsäurehaltige Nahrungsmittel sollten also nur gelegentlich und in kleineren Mengen verzehrt werden. Reich an Oxalsäure sind Spinat, Rhabarber, Kakao, Schokolade, Mangold und Rote Bete.

➡ Kalziumräuber Kochsalz

Auch Kochsalz fördert – insbesondere in größeren Mengen – die Kalziumausscheidung über die Niere und begünstigt auf diese Weise den Knochenabbau. Kochsalz sollte bei der Zubereitung von Gerichten daher generell sparsam dosiert werden. Zum Würzen von Speisen verwendet man am besten Kräuter.

➡ Kalziumräuber Phytin

Phytinsäure kann ebenfalls die Kalziumaufnahme im Blut beeinträchtigen, da Phytate – ähnlich wie Oxalsäure – das Kalzium binden. Phytinreiche Lebensmittel sind beispielsweise Sojabohnen, Erdnüsse sowie aus frischem Getreide zubereitete Müslis und Frischkornbreie.

➡ Kalziumräuber Alkohol, Kaffee, schwarzer Tee, Colagetränke

Ebenfalls negativen Einfluss auf den Kalziumstoffwechsel haben Alkohol, Kaffee und schwarzer Tee. Alkohol erhöht das Risiko für Knochenbrüche. Ursache hierfür sind die verminderte Resorption des Kalziums, aber auch der gestörte Vitamin-D-Stoffwechsel durch Leberschäden und das nicht zu unterschätzende Sturzrisiko von alkoholisierten Menschen. Das Koffein in Kaffee, schwarzem und grünem Tee sowie in Colagetränken hemmt einerseits die Kalziumresorption aus dem Darm und erhöht andererseits die Kalziumausscheidung durch die Nieren.

Vitamin D

Unabdingbar für eine optimale Nutzung des mit der Nahrung aufgenommenen Kalziums ist die gleichzeitige adäquate Versorgung mit Vitamin D. Der Aufenthalt im Freien unter der Einwirkung von UV-Strahlen fördert die wirkungsvolle Eigensynthese von Vitamin D in der Haut. In den Monaten April bis September ist ein täglicher 30-minütiger Aufenthalt im Freien, Arme und Gesicht nicht bedeckt, empfehlenswert (zu bedenken ist, dass der Einsatz von Sonnenblockern die Vitamin-D-Synthese erheblich vermindert – so führt Sonnencreme mit Lichtschutzfaktor 8 bereits zu einer Reduktion der auf die Haut einwirkenden UVB-Strahlen um bis zu 97,5 Prozent). In den Wintermonaten reicht das in unseren Breiten vorhandene ultraviolette Licht nicht mehr aus, um eine ausreichende Vitamin-D-Bildung in der Haut zu gewährleisten (auch im Alter ist die Fähigkeit zur Vitamin-D-Bildung in der Haut deutlich gemindert). Deshalb ist gerade in der dunklen Jahreszeit auf eine Vitamin-D-reiche Ernährung zu achten – eine Bestimmung des sogenannten 25-OH-Vitamin-D-Spiegels kann für Klarheit sorgen, und die Ernährung muss dann gegebenenfalls mit Vitamin-D-Tabletten ergänzt werden.

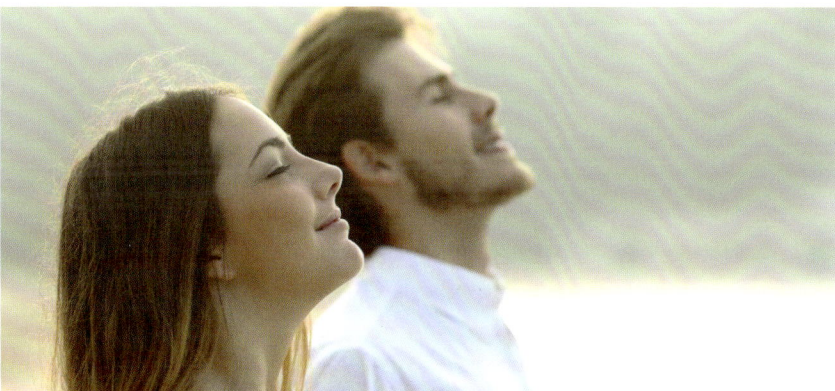

Vitamin D unterstützt die Aufnahme von Kalzium aus dem Darm und den Einbau in die Knochensubstanz. Eine ausreichende Versorgung mit Kalzium und Vitamin D (800–2000 IE/d) erhöht die Knochendichte und senkt somit das Knochenbruchrisiko. Nur wenige Lebensmittel enthalten Vitamin D in nennenswerter Menge. Dazu zählen Seefisch wie Hering und Lachs sowie Steinpilze und Eigelb; im Handel ist auch mit Vitamin D angereicherte Margarine erhältlich.

Vitamin D in Lebensmitteln	µg/100 g	entspricht IE
Hering	30*	1200
Lachs	16*	640
Aal	13*	520
Steinpilze	3*	120
Hühnerei (Gesamtinhalt)	2,9	116
Gouda, 45% Fett i. Tr.	1,3	52
Süß- und Sauerrahmbutter	1,2	48
Emmentaler, 45% Fett i. Tr.	1,1	44
Schweinefleisch (Filet)	1*	40*

Quelle: Der kleine Souci, 5. Auflage
* Quelle: Der kleine Souci (2.Auflage), da in der 5. Auflage keine Angaben

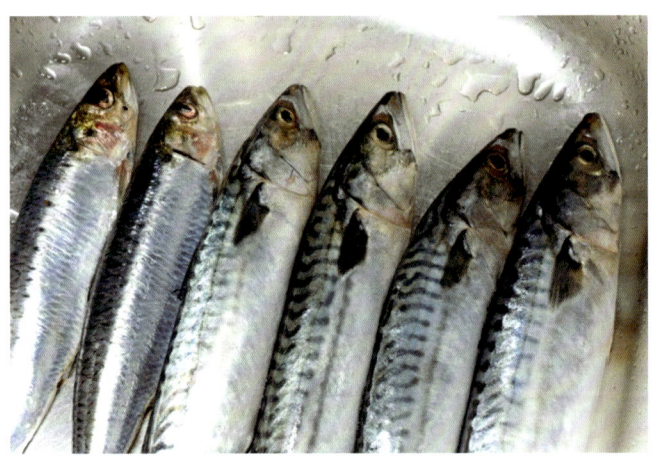

Bedeutung der Eiweiße

Mit zunehmendem Alter verlieren wir an Muskelmasse, die wir für die Gelenk-stabilisierung dringend benötigen. Eine kräftige Muskulatur setzt eine ausreichende Versorgung mit Eiweiß voraus.

Bisher vergleichsweise zu wenig beachtet wird auch die Bedeutung der Eiweißzu-fuhr für die Knochendichte und das Knochenbruchrisiko: Eine höhere Eiweißzufuhr ist mit einer höheren Knochendichte assoziiert und senkt das Knochenbruchrisiko. Pflanzliches Eiweiß wirkt sich tendenziell günstiger aus als tierisches. Ursache hierfür dürfte eine verstärkte Ausscheidung von Kalzium aufgrund des hohen Anteils an schwefelhaltigen Aminosäuren (Bausteine für Proteine) in tierischem Eiweiß sein.

Beim Eiweißabbau entstehen Säuren, die vor ihrer Ausscheidung über die Nie-ren neutralisiert („gepuffert") werden müssen. Ist der Eiweißkonsum sehr hoch, die Kalziumzufuhr gleichzeitig sehr niedrig und stehen zudem keine ausreichenden Puffer (zum Beispiel durch Trinken von basischem Mineralwasser) zur Verfügung, so resultiert daraus eine negative Kalziumbilanz mit Mobilisierung des Kalziums aus den Knochen.

Pflanzliches oder tierisches Eiweiß?

Ein weiterer Grund für die Bevorzugung von pflanzlichem Eiweiß ist die in tierischen Nahrungsmitteln enthaltene Arachidonsäure. Diese mehrfach ungesättigte Fettsäu-re ist im Körper die Ausgangssubstanz der entzündungsfördernden und schmerz-verstärkenden Prostaglandine (Gewebshormone).

In Pflanzen kommt Arachidonsäure nicht vor, auch Milch enthält nur wenig davon (unter 5 mg pro 100 g), besonders viel hingegen liefern Schweineschmalz, Leber sowie Leberwurst.

Auch um die Zufuhr von Arachidonsäure gering zu halten, sollten Fleisch und Wurst nicht täglich auf dem Speiseplan stehen – was besonders für Menschen mit Gelenkreizungen, Rheuma, Morbus Bechterew, Psoriasis und Fibromyalgie gilt. Emp-fehlenswert wäre eine Begrenzung der durchschnittlichen Zufuhr auf circa 50 mg täglich, wobei der moderne Mensch im Schnitt ein Mehrfaches davon zu sich nimmt. Sinnvoll ist die Kombination von pflanzlichem Eiweiß (Sojaprodukte, Hülsenfrüchte) und tierischem Eiweiß (Milch, Eier, mageres Fleisch). Insgesamt ist tendenziell eine laktovegetarische Kost (mit Milch und Eiern) zu empfehlen.

Allgemein kann man sagen: Wer an Arthrose erkrankt ist, sollte eine vollwertige, ballaststoff- und basenreiche Mischkost bevorzugen. Ganz besonders ist auch darauf zu achten, den Verzehr von fetten tierischen Lebensmitteln mit einem hohen Gehalt an Arachidonsäure, die als Ausgangssubstanz für Entzündungen gilt (und u. a. in Schweineleber, Leberwurst und generell in Fleisch vorkommt) einzuschränken. Ein weiteres Problem sind die sogenannten Purine. Sie sind Bestandteile der Zellkerne und somit in unseren Lebensmitteln enthalten. Gehäuft finden sie sich in Fleisch, Innereien und Hülsenfrüchten. Beim Abbau der Purine entsteht Harnsäure, die bei der Gicht eine entscheidende Rolle spielt. Selbst leichte und mittlere Harnsäureerhöhungen, die in der Regel noch keinen Gichtanfall auslösen, können die Entzündungsbereitschaft erhöhen.

Arachidonsäure in Lebensmitteln	mg/100 g
Schweineleber	605*
Thunfisch	245
Leberwurst, grob	227
Brathuhn (Durchschnitt)	226
Rinderleber	140*
Schweinebauch, geräuchert	130
Hühnerei (Gesamtinhalt)	70
Rindfleisch (Filet)	32
Kalbfleisch (Keule, Schlegel)	25*
Lammfleisch (reines Muskelfleisch)	10

Quelle: Der kleine Souci, 5. Auflage
* Quelle: Der kleine Souci (2. Auflage), da in der 5. Auflage keine Angaben

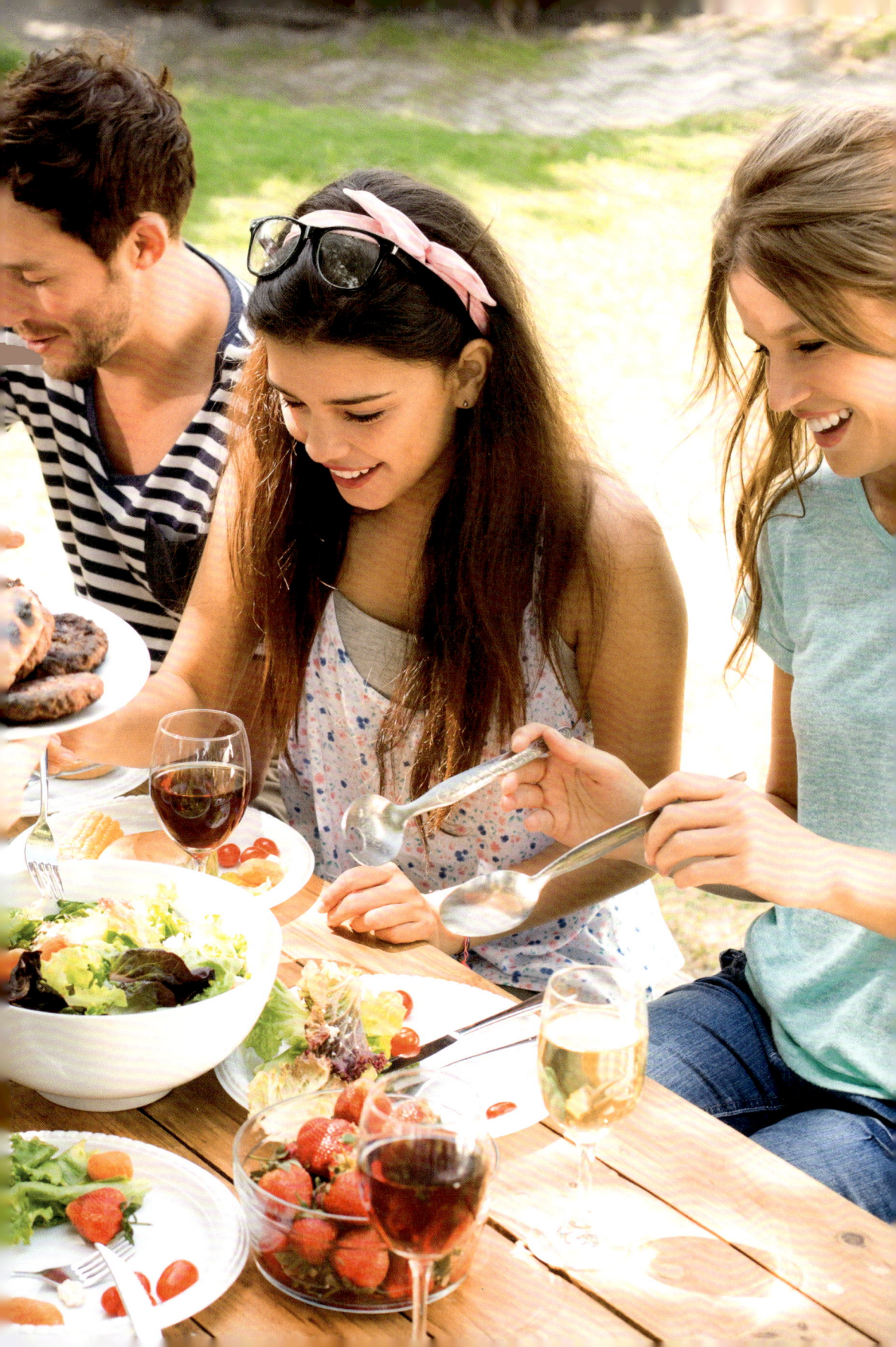

Omega-3-Fettsäuren

Insbesondere bei Gelenkreizungen ist die ausreichende Zufuhr von Omega-3-Fett-
säuren von Nutzen, reichlich sind diese in Kaltwasserfischen wie Lachs und Hering
enthalten. Omega-3-Fettsäuren mit ihren wirkungsvollen Bestandteilen Eicosapen-
taensäure (EPA) und Docosahexaensäure (DHA) sind die natürlichen Gegenspie-
ler der Arachidonsäure und hemmen die körpereigene Bildung von Entzündungs-
botenstoffen. Hierdurch können, wie Studien belegen, der Bedarf an Schmerzmitteln
und die damit verbundenen Risiken für Herz und Magen reduziert werden. Wichtige pflanzliche Quellen für Omega-3-Fettsäuren sind Raps-, Walnuss- und Lein-
öl, während Distel- oder Sonnenblumenöl eher den ungünstigen Überschuss an
Omega-6-Fettsäuren verstärken.

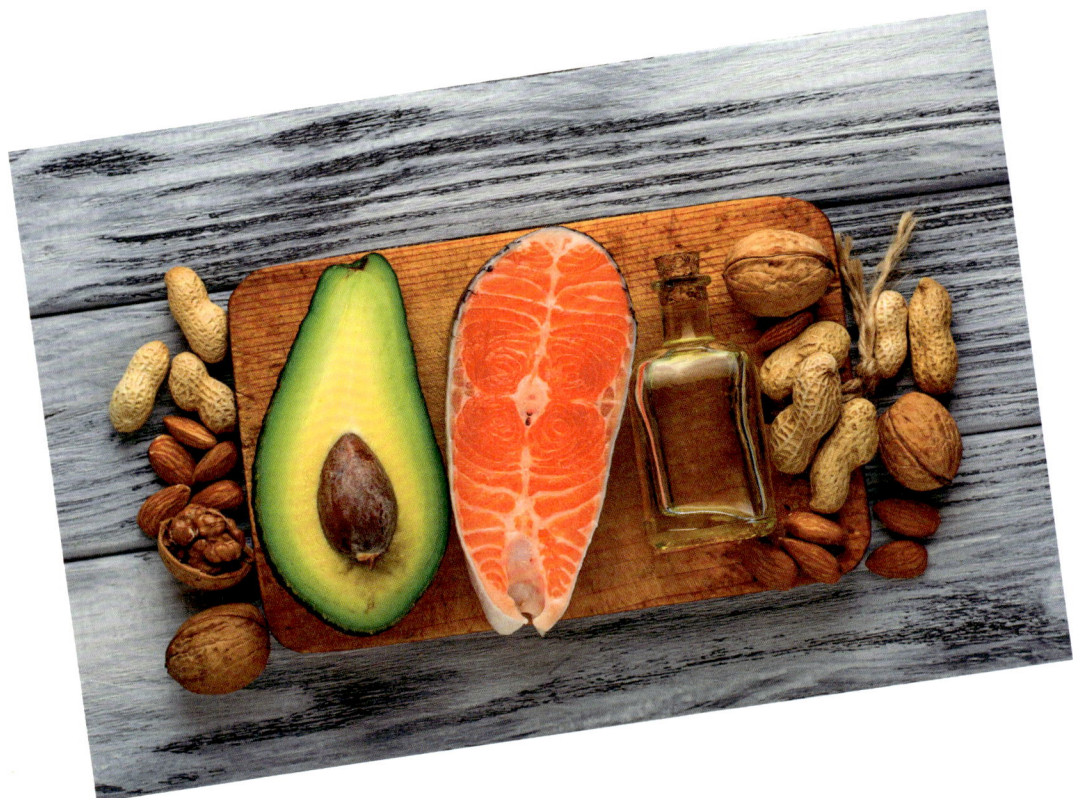

Folsäure – Vitamin B$_9$

Vitamin B$_9$ ist licht-, sauerstoff- und hitzeempfindlich sowie gut wasserlöslich. Daher sollten zu intensives Wässern und zu lange Lager- und Kochzeiten der Nahrungsmittel vermieden werden. Empfehlenswerte Lebensmittel sind unter anderem Leber, Spinat, Broccoli, Spargel und Rosenkohl.

Vitamin B$_9$ in Lebensmitteln	µg/100 g
Kalbsleber	240*
Rinderleber	220*
Schweineleber	220*
Spinat	145
Broccoli	114
Spargel	108
Rosenkohl	101
Rote Bete	83
Walnüsse	77
Hühnerei (Gesamtinhalt)	67
Kopfsalat	59
Weizenvollkornbrot	29
Karotten	26
Tomaten	22
Rindfleisch (Filet)	10
Schweinefleisch (Schnitzelfleisch)	9

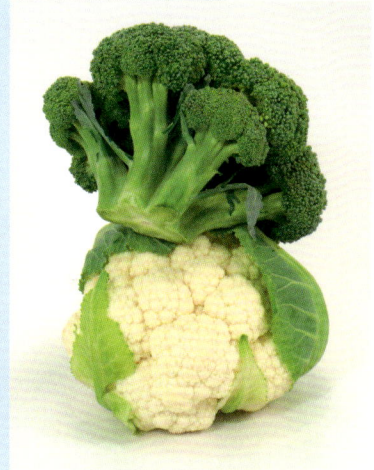

Quelle: Der kleine Souci, 5. Auflage
* Quelle: Der kleine Souci (2. Auflage), da in der 5. Auflage keine Angaben

➡ Die empfohlene Zufuhr beträgt gemäß den D-A-CH-Referenzwerten für Erwachsene 300 µg (die D-A-CH-Referenzwerte werden von der Deutschen Gesellschaft für Ernährung, DGE, der Österreichischen Gesellschaft für Ernährung, ÖGE, und der Schweizerischen Gesellschaft für Ernährung, SGE, gemeinsam herausgegeben).

300 µg Vitamin B_9 sind enthalten in

125 g	Kalbsleber*
136 g	Rinderleber*
136 g	Schweineleber*
207 g	Spinat
263 g	Broccoli
278 g	Spargel
297 g	Rosenkohl
361 g	Roter Bete
390 g	Walnüssen
448 g	Hühnerei (Gesamtinhalt)
508 g	Kopfsalat
1,03 kg	Weizenvollkornbrot
1,15 kg	Karotten
1,36 kg	Tomaten
3 kg	Rindfleisch (Filet)
3,33 kg	Schweinefleisch (Schnitzelfleisch)

Quelle: Der kleine Souci, 5. Auflage
* Quelle: Der kleine Souci (2.Auflage), da in der 5. Auflage keine Angaben

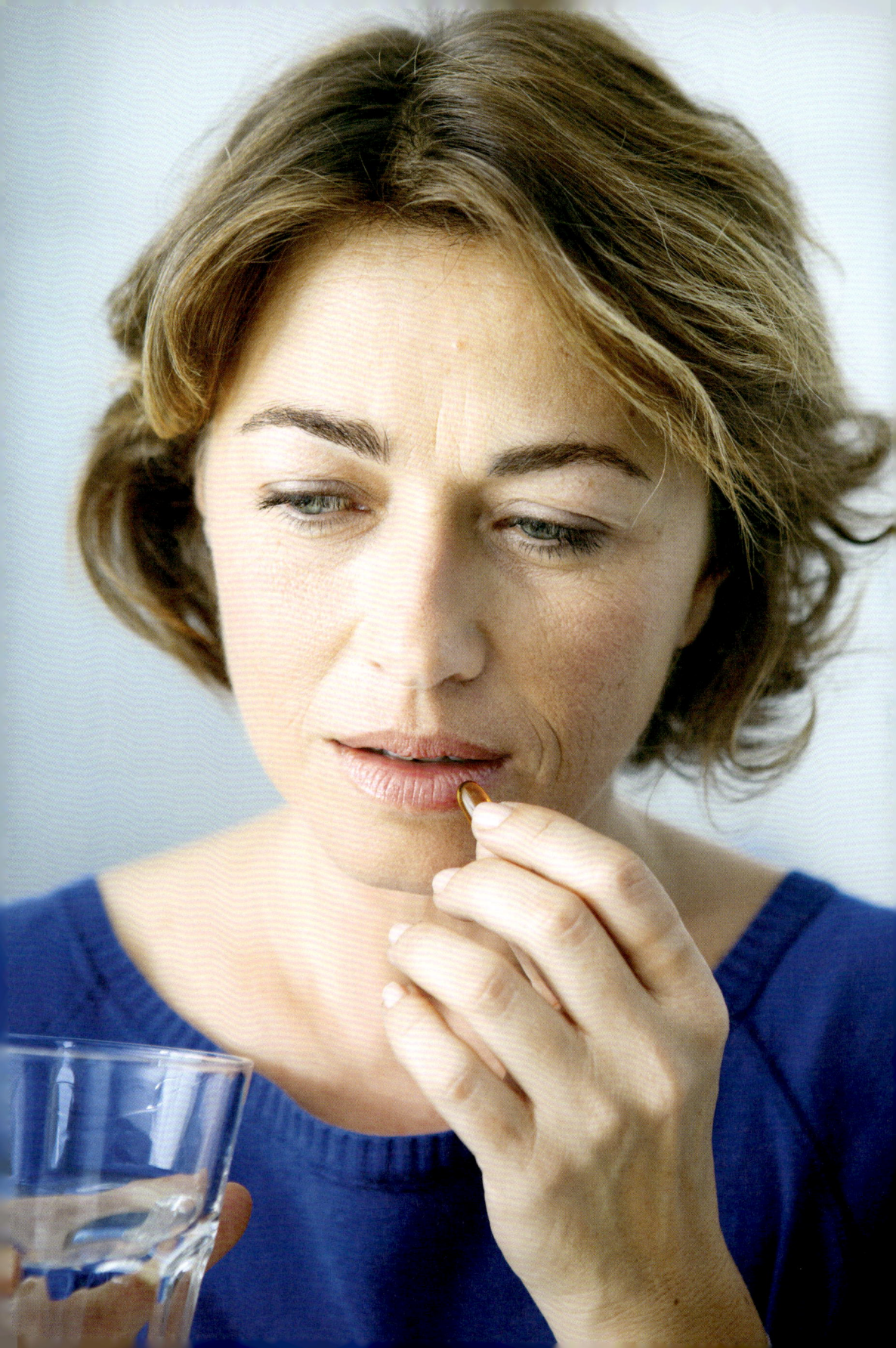

Vitamin B_{12}

Vitamin B_{12} wird ausschließlich von Mikroorganismen hergestellt, Pflanzen sind dazu nicht in der Lage. Beim Menschen kommen diese Mikroorganismen im Darm vor, wo sie das wichtige Vitamin produzieren. Allerdings kann der Mensch damit seinen Bedarf nur annähernd decken.

Bei mangelhafter Aufnahmefähigkeit des Magen-Darm-Trakts fehlt im Magensaft der sogenannte Intrinsic-Faktor. Dieses Eiweiß wird von den Belegzellen des Magens produziert und zur Vitamin-B_{12}-Aufnahme benötigt. Nach einer Magenresektion oder bei einer Autoimmunerkrankung des Magens, bei der sich die Immunreaktion gegen die den Intrinsic-Faktor bildenden Belegzellen richtet, ist die Aufnahme von Vitamin B_{12} erschwert, ebenso bei einer schweren Entzündung des Darms, insbesondere bei Morbus Crohn. Ein Mangel findet sich auch häufig bei veganer Ernährung bzw. bei Einnahme von Magenschutz- oder Diabetesmitteln (Metformin).

Vitamin B_{12} in Lebensmitteln	µg/100 g
Rinderleber	65*
Kalbsleber	60*
Schweineleber	40*
Ostseehering	11
Rahmcamembert, 50% Fett i. Tr.	2,6
Rindfleisch (Filet)	2
Hühnerei (Gesamtinhalt)	1,9
Schweinefleisch (Schnitzelfleisch)	1
Speisequark, 20% Fett i. Tr.	0,81
Joghurt, mind. 3,5% Fett	0,42
Brathuhn (Durchschnitt)	0,4
Vollmilch (H-Milch)	0,38

Quelle: Der kleine Souci, 5. Auflage
* Quelle: Der kleine Souci (2. Auflage), da in der 5. Auflage keine Angaben

➡ Die empfohlene Zufuhr beträgt gemäß den D-A-CH-Referenzwerten für Erwachsene 3 µg.

3 µg Vitamin B_{12} sind enthalten in	
4,6 g	Rinderleber*
5 g	Kalbsleber*
7,5 g	Schweineleber*
27 g	Ostseehering
115 g	Rahmcamembert, 50% Fett i. Tr.
150 g	Rindfleisch
158 g	Hühnerei (Gesamtinhalt)
300 g	Schweinefleisch (Schnitzelfleisch)
370 g	Speisequark, 20% Fett i. Tr.
714 g	Joghurt, mind. 3,5% Fett
750 g	Brathuhn (Durchschnitt)
0,79 l	Vollmilch (H-Milch)

Quelle: Der kleine Souci, 5. Auflage
* Quelle: Der kleine Souci (2.Auflage), da in der 5. Auflage keine Angaben

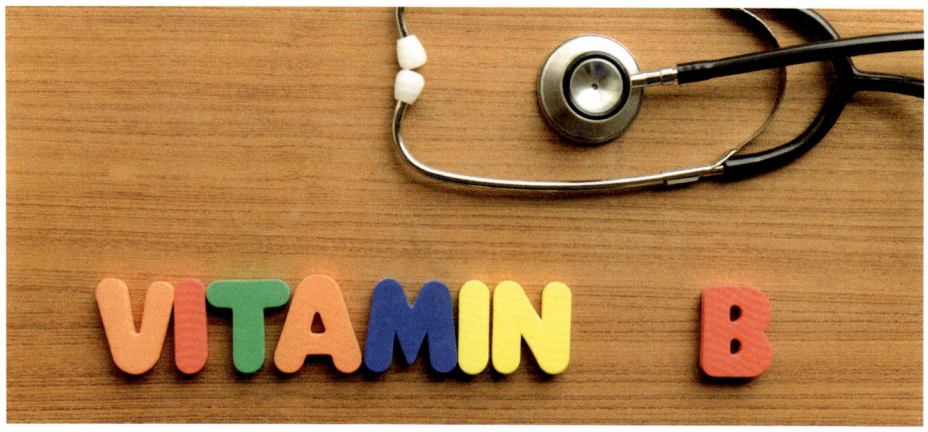

RISIKO BEI ERHÖHTEN HOMOZYSTEINWERTEN

Viele Vitamine, Mineralstoffe und Spurenelemente beeinflussen den Knochenstoffwechsel. Eine unzureichende Zufuhr von Folsäure (Vitamin B_9) und/oder Cobalamin (Vitamin B_{12}) kann mit einem erhöhten Homozysteinspiegel einhergehen (der Homozysteinwert wiederum lässt Rückschlüsse auf die Versorgung der Körperzellen mit B-Vitaminen zu). Homozystein ist eine schwefelhaltige Aminosäure, die nicht am Aufbau der Eiweiße beteiligt ist. Erhöhte Homozysteinwerte sind ein schwerwiegender Risikofaktor für osteoporosebedingte Knochenbrüche.

Zudem konnte nachgewiesen werden, dass unabhängig vom Homozystein eine direkte Beziehung zwischen Vitamin B_9, bzw. Vitamin B_{12} und der Knochendichte besteht.

Vitamin K

Vitamin K hemmt die Kalziumausscheidung über die Nieren und fördert den Kalziumeinbau in den Knochen. Gute Quellen sind Grünkohl, Petersilie, Spinat, Rosenkohl, Broccoli, Kopfsalat und Spargel. Aufgrund der Hitzestabilität der Vitamin-K-Gruppe treten bei der Zubereitung von Nahrungsmitteln kaum Vitaminverluste auf. Vitamin K ist auch gegenüber Sauerstoff stabil, es wird allerdings bei Licht inaktiv und verliert dann schnell seine Bioverfügbarkeit. Das mit der Nahrung aufgenommene fettlösliche Vitamin K wird im Darm nur teilweise resorbiert.

Von Bedeutung für unseren Stoffwechsel sind Vitamin K_1 und K_2. Vitamin K_1 (Phyllochinon) kommt in Grünpflanzen als normaler Bestandteil des Photosyntheseapparates vor, Vitamin K_2 (Menachinon) wird von Bakterien auch im Darm des Menschen produziert. Es kann neueren Studien zufolge vom Menschen in begrenzter Menge aus dem Vitamin K_1 hergestellt werden. Vitamin K_2 ist ein Kofaktor des Osteocalcins, das für die Knochenmineralisation eine zentrale Rolle spielt. Ein Mangel an Osteocalcin ist mit einer geringeren Knochendichte und einer erhöhten Gefahr für Knochenbrüche verbunden. Vorsicht: Vitamin K hebt die Wirkung des Gerinnungshemmers Marumar auf.

Vitamin K in Lebensmitteln	µg/100 g
Grünkohl	817
Petersilie (Blatt)	421
Spinat	305
Rosenkohl	236
Broccoli	155
Kopfsalat	109
Spargel	39
Hühnerei (Gesamtinhalt)	8,9
Sauerkraut, abgetropft	7,7
Süß- und Sauerrahmbutter	7,0
Erdbeeren	5,0
Äpfel	3,7

Die empfohlene Zufuhr beträgt gemäß den D-A-CH-Referenzwerten für Frauen und Männer ab 51 Jahren 65 bzw. 80 µg pro Tag.

65 µg Vitamin K sind enthalten in

8 g	Grünkohl
15 g	Petersilie (Blatt)
21 g	Spinat
28 g	Rosenkohl
42 g	Broccoli
60 g	Kopfsalat
167 g	Spargel
730 g	Ei (Gesamtinhalt)
844 g	Sauerkraut, abgetropft
929 g	Süß- und Sauerrahmbutter
1,3 kg	Erdbeeren
1,8 kg	Äpfeln

Quelle: Der kleine Souci, 5. Auflage

Magnesium

Wie Kalzium ist auch Magnesium für unser Knochengerüst unabdingbar. Magnesiumreich sind beispielsweise Vollkornbrot und Naturreis. Auch manche Mineralwassersorten enthalten reichlich Magnesium – und sind zudem kalorienfrei. Ein Mehrbedarf kann auch durch die Einnahme von Medikamenten entstehen, zum Beispiel bei der „Anti-Baby-Pille", bei Abführ- und Magenschutzmitteln oder bei Kortison.

Magnesium in Lebensmitteln	mg/100 g
Erdnüsse	160
Haferflocken	130
Naturreis, unpoliert	110
Roggenvollkornbrot	55
Weizenmischbrot (Weizen und Roggen)	40
Weißer Reis, poliert	32
Bananen	30
Gouda, 45% Fett i. Tr.	28
Rindfleisch (Filet)	22
Ostseehering	22
Schweinefleisch (Hinterhaxe)	18
Broccoli	18
Kopfsalat	8,8
Birnen	7
Äpfel	5

Quelle: Der kleine Souci, 5. Auflage

➡ Die empfohlene Zufuhr beträgt gemäß den D-A-CH-Referenzwerten für Frauen und Männer ab 25 Jahren 300 bzw. 350 mg täglich.

300 mg Magnesium sind enthalten in	
188 g	Erdnüssen
231 g	Haferflocken
273 g	Naturreis, unpoliert
545 g	Roggenvollkornbrot
750 g	Weizenmischbrot (Weizen und Roggen)
1,36 kg	Rindfleisch, Ostseehering
1,67 kg	Schweinefleisch (Hinterhaxe)

Quelle: Der kleine Souci, 5. Auflage

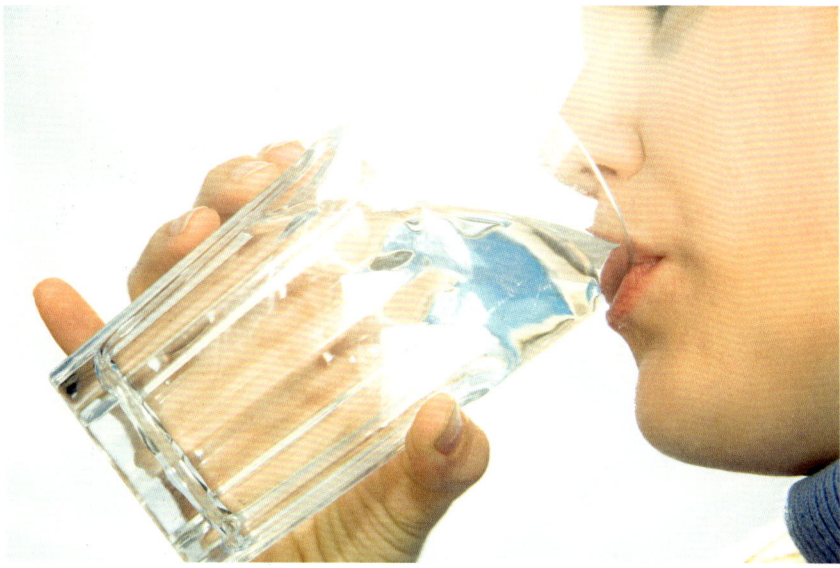

Denken Sie auch daran, Mineralwasser zu trinken (Magnesiumgehalt siehe Etikett)!

Zink

Wichtig ist ebenso die ausreichende Zufuhr von Zink. Das Spurenelement Zink ist ein Aktivator von Enzymen und spielt insbesondere bei der Bildung von Knochenkollagen eine entscheidende Rolle. Gute Zinkquellen sind Austern, aber auch Leber, Fleisch und Milchprodukte.

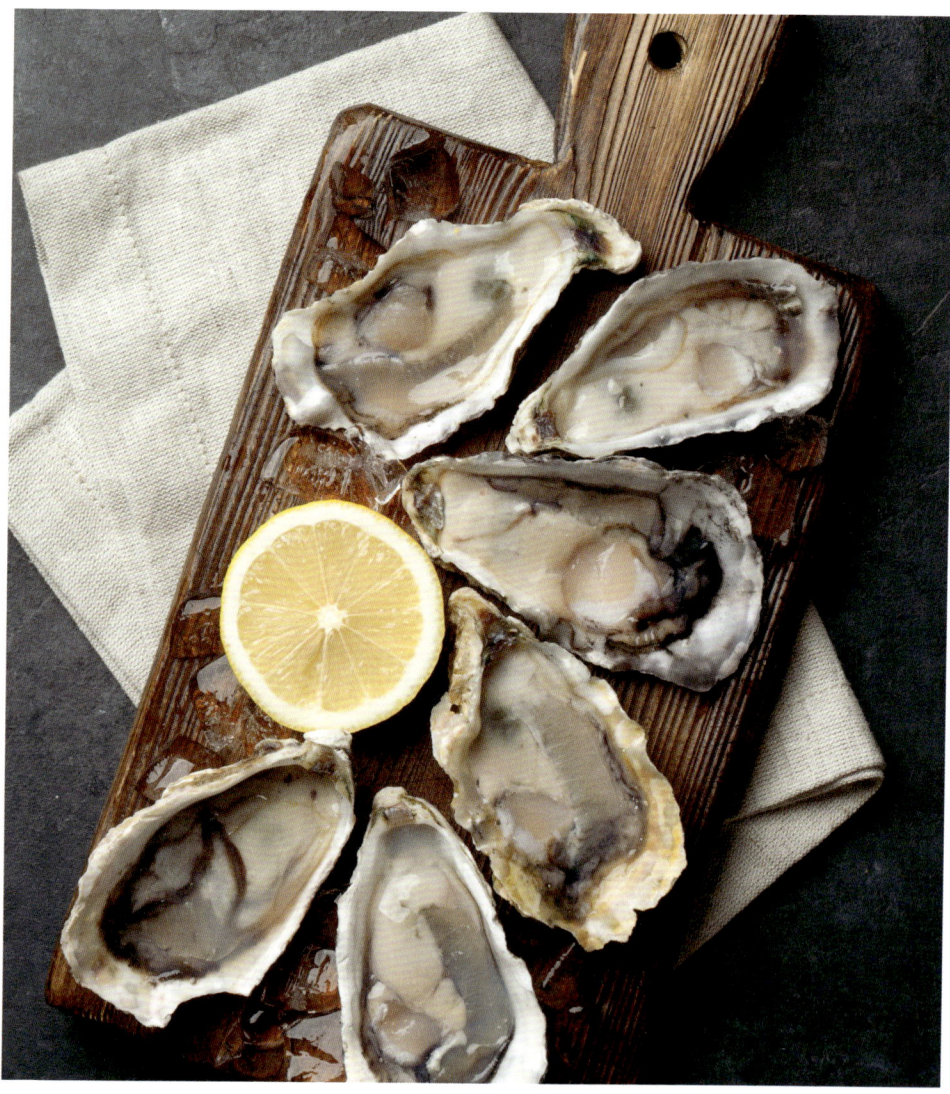

Zink in Lebensmitteln	mg/100 g
Austern	22
Rinderleber	5,1*
Edamer, 40% Fett i. Tr.	4,9
Haferflocken	4,3
Rindfleisch (Filet)	3,6*
Roggenmischbrot (Roggen und Weizen)	1,0
Ostseehering	0,97
Bachforelle	0,51
Kopfsalat	0,37
Kartoffeln	0,35
Karotten	0,27
Johannisbeeren, rot	0,25

Die empfohlene Zufuhr beträgt gemäß den D-A-CH-Referenzwerten für Frauen 7 mg täglich, für Männer 10 mg.

7 mg Zink sind enthalten in

32 g	Austern
137 g	Rinderleber
143 g	Edamer, 40% Fett i. Tr.
163 g	Haferflocken
194 g	Rindfleisch (Filet)
700 g	Roggenmischbrot (Roggen und Weizen)
721 g	Ostseehering

Quelle: Der kleine Souci, 5. Auflage
* Quelle: Der kleine Souci (2.Auflage), da in der 5. Auflage keine Angaben

Vitamin C

Vitamin C ist ein sogenannter „Kalziumförderer", das heißt es unterstützt die Aufnahme von Kalzium aus der Nahrung und ist zum Beispiel in Hagebutten, Orangen, Johannisbeeren, Kiwis und roter Paprika reichlich enthalten. Allerdings ist zu bedenken, dass der Vitamin-C-Gehalt dieser Nahrungsmittel durch längere Lagerung und Aufbewahrung erheblich sinkt. Rauchen gilt als Vitamin-C-Räuber und Knochenkiller ersten Ranges.

Vitamin C in Lebensmitteln	mg/100 g
Hagebutten	1250
Johannisbeeren, schwarz	177
Petersilie (Blatt)	159
Paprikaschoten	117
Spinat	51
Zitronen	51
Orangen	45
Kiwis	44
Johannisbeeren, rot	36
Rinderleber	30*
Äpfel	12
Milch, fettarm, 1,8% Fett	1,7

Quelle: Der kleine Souci, 5. Auflage
* Quelle: Der kleine Souci (2.Auflage), da in der 5. Auflage keine Angaben

➡ Die empfohlene Zufuhr beträgt gemäß den D-A-CH-Referenzwerten für Frauen 95 mg täglich, für Männer 110 mg.

95 mg Vitamin C sind enthalten in	
7,6 g	Hagebutten
54 g	Johannisbeeren, schwarz
60 g	Petersilie (Blatt)
81 g	Paprikaschoten
186 g	Spinat
186 g	Zitronen
211 g	Orangen
216 g	Kiwis
264 g	Johannisbeeren, rot
317 g	Rinderleber*
792 g	Äpfeln

Quelle: Der kleine Souci, 5. Auflage
* Quelle: Der kleine Souci (2.Auflage), da in der 5. Auflage keine Angaben

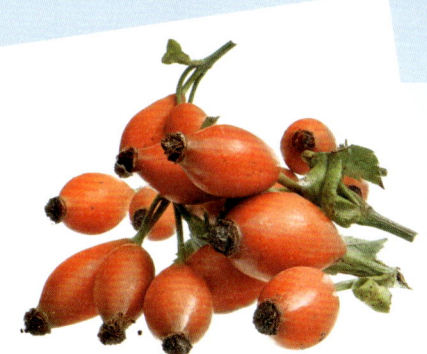

SIE MÜSSEN KEINE ERBSEN ZÄHLEN!

In vielen (Ernährungs-)Ratgebern, werden Menschen, teils direkt, teils indirekt, dazu aufgefordert, akribisch zu rechnen. Das will ich nicht – ich möchte Sie nicht zum „Erbsenzählen" beim Einkaufen anhalten.

Allerdings sollten Sie Ihre „Schwachstellen" kennen. Wenn Sie also beispielsweise keinen Käse mögen, dann sollten Sie wissen, wie Sie dennoch zu einer ausgewogenen Kalziumbalance finden (indem Sie zum Beispiel den Kalziumgehalt Ihres Mineralwassers mit dem von anderen vergleichen – Sie werden über die Unterschiede staunen). Wenn es Ihnen nicht gelingt, in den Sonnenmonaten genügend Vitamin D zu tanken, und Sie nicht gerne Fisch essen, sollten Sie darüber nachdenken, wie Sie Ihren Vitamin-D-Bedarf anderweitig decken können (ohne Vitamin-D-Tabletten wird Ihnen das allerdings kaum gelingen).

Kurz gesagt: Ich möchte Sie dafür sensibilisieren, über Ihren Mindestbedarf an Mineralien, Vitaminen und Eiweißen nachzudenken. Meist kann man schon durch kleine Umstellungen oder Ergänzungen viel erreichen – und damit dem Ziel, sich ausgewogen zu ernähren, einen großen Schritt näher kommen.

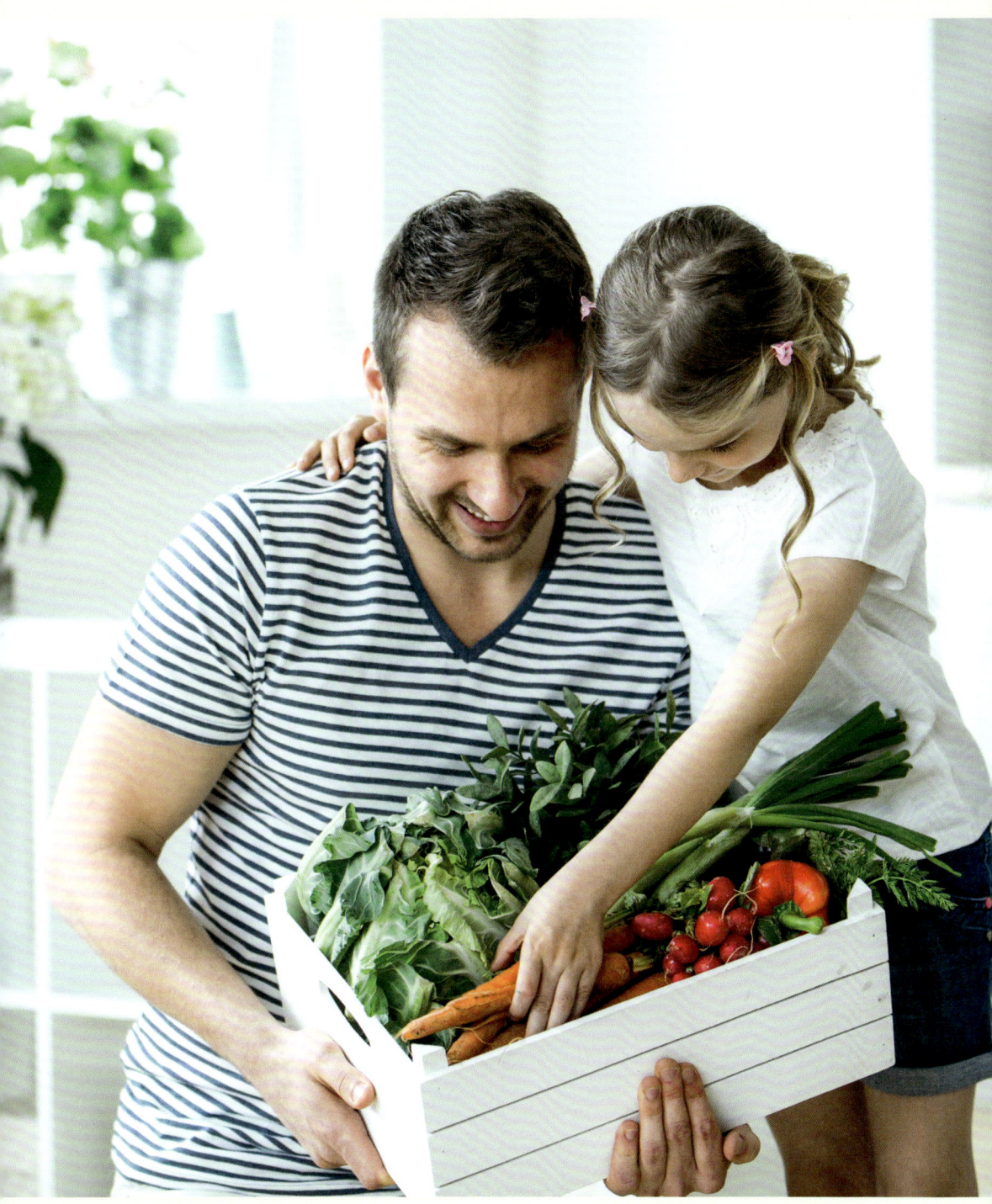

Quellen:

➡ Aktion Gesunder Rücken, www.agr-ev.de

➡ Deutsche Gesellschaft für Ernährung, Österreichische Gesellschaft für Ernährung, Schweizerische Gesellschaft für Ernährung (Hrsg.): Referenzwerte für die Nährstoffzufuhr. Bonn, 2. Auflage, 2. aktualisierte Ausgabe (2016)

➡ Deutsche Forschungsanstalt für Lebensmittelchemie (Hg.), G. Andersen/K. Soyka (Bearb.): Lebensmitteltabelle für die Praxis („Der kleine Souci Fachmann Kraut"), 5. Auflage, Stuttgart: Wissenschaftliche Verlagsgesellschaft 2011

➡ Deutsche Forschungsanstalt für Lebensmittelchemie (Hg.), F. Senser/H. Scherz (Bearb.): Lebensmitteltabelle für die Praxis („Der kleine Souci Fachmann Kraut"), 2. Auflage, Stuttgart: Wissenschaftliche Verlagsgesellschaft 1990

➡ bbez Biebertaler Blutegelzucht, Therapeutensuche: www.blutegel.de